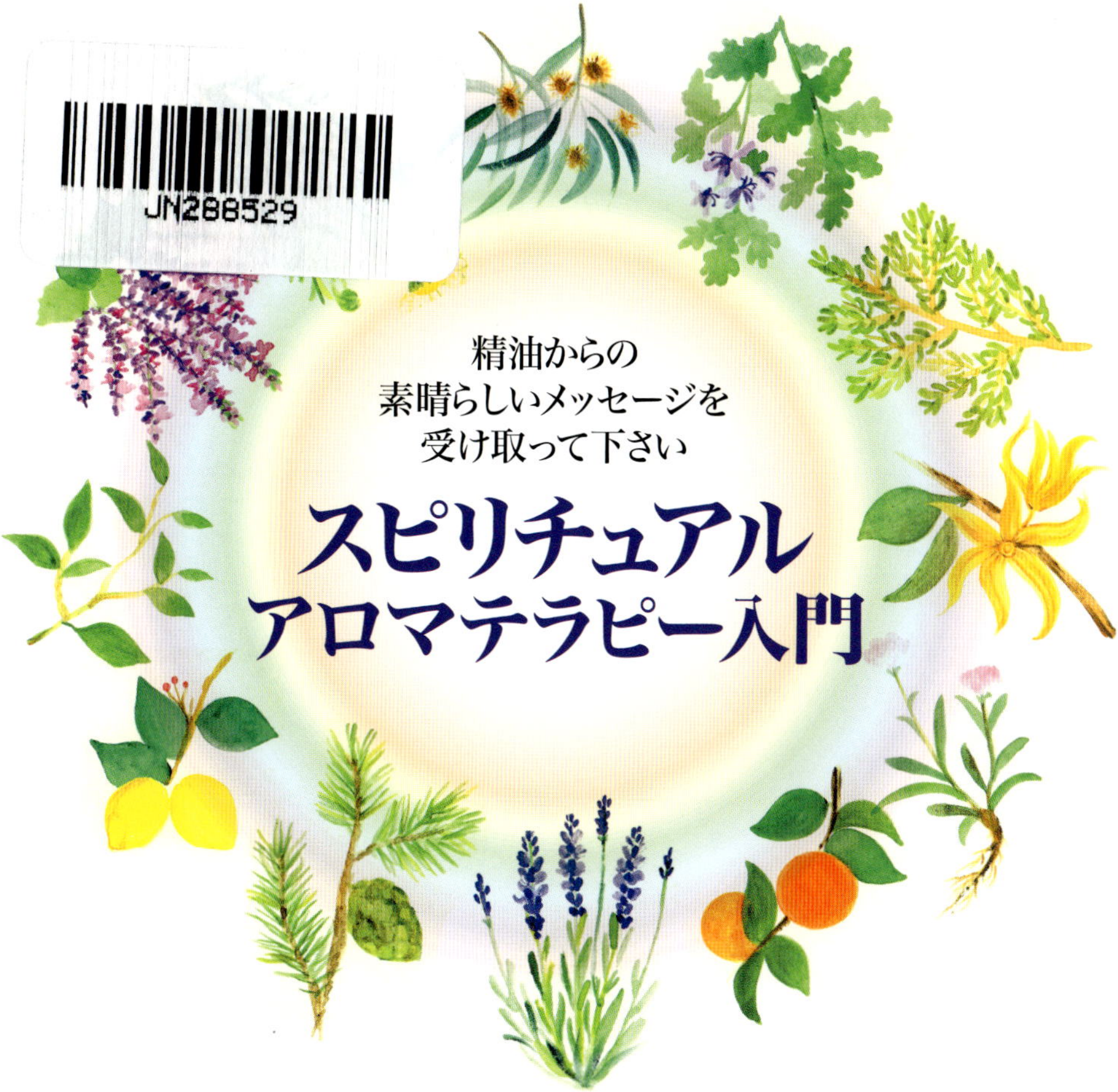

精油からの
素晴らしいメッセージを
受け取って下さい

スピリチュアル アロマテラピー入門

アロマカード 36

✦トップノート✦	✦ミドルノート✦	✦ベースノート✦
オレンジスイート	カモミールローマン	イランイラン
グレープフルーツ	クラリセージ	サンダルウッド
ティートリー	サイプレス	シダーウッド
バジル	ジンジャー	シナモンリーフ
プチグレン	スイートマージョラム	スパイクナード
ペパーミント	ゼラニウム	パチュリ
マンダリン	ネロリ	パルマローザ
ユーカリ	パイン	フランキンセンス
ラベンサラ	ブラックペッパー	ベチバー
レモン	マートル	マヌカ
レモングラス	ラベンダー	ミルラ
ローズマリー	ローズオットー	ローズウッド

★カードはミシン目にそって丁寧に切り離して下さい。

「カード」の使い方

（まずシートからカードを丁寧に切り離して下さい）

1 一人で落ち着ける空間を作る

2 部屋のエネルギーを整える

3 カードを引く

（幾つかの方法があります。19頁~ の「カードの使い方」をお読み下さい）

★カードだけを使う

★ペンデュラムを組み合わせて使う

★O-リングと組み合わせて使う

4 選ばれたアロマを使ってヒーリング

（115頁～の「スピリチュアルアロマの活用法」をお読み下さい）

★基本的な精油の使い方

★栄養補給法

★チャクラ活性法

★オーラ浄化法 等

5 カードの構成

（カードのメッセージ解説は41頁～の「36種類のスピリチュアルアロマ」をお読み下さい。）

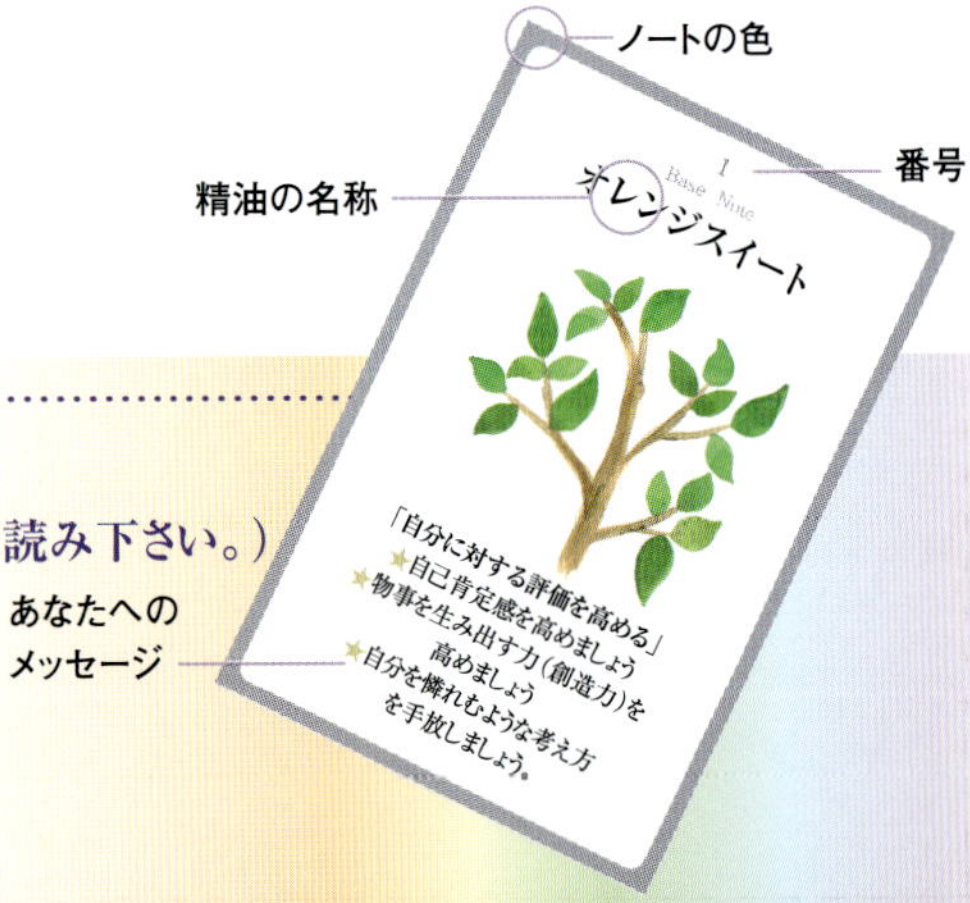

3

Top Note

ティートリー

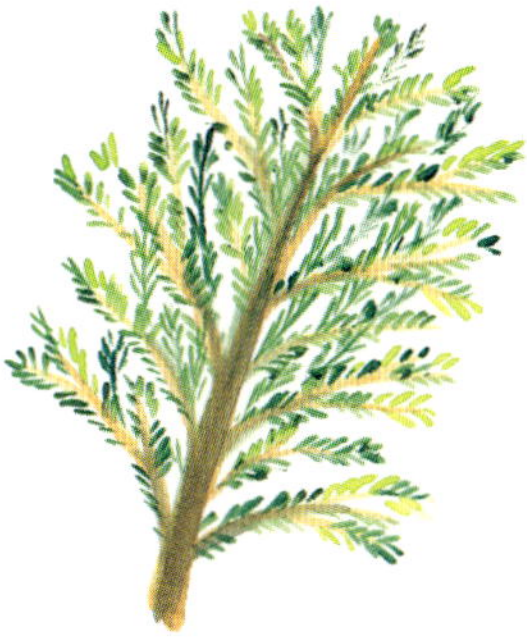

「自然から学ぶ」

★自然を感じましょう。
★自然からのエネルギーを受け取りましょう。
★あなたには自然と心を通わせる能力があります。

1

Top Note

オレンジスイート

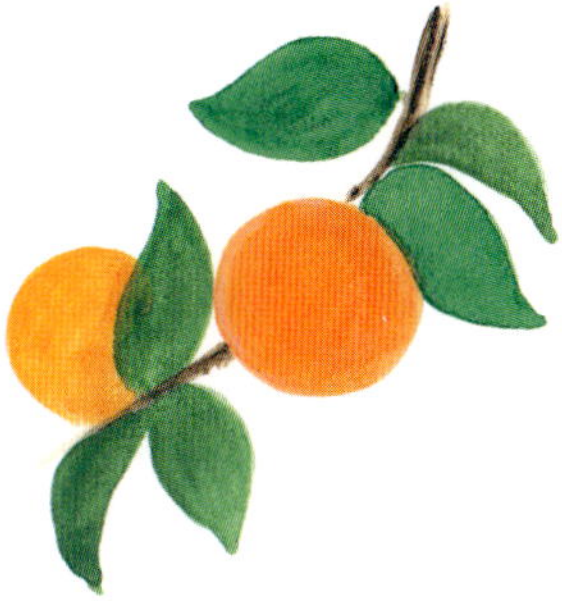

「自分に対する評価を高める」

★自己肯定感を高めましょう。
★物事を生み出す力（創造力）を活性化させましょう。
★自分を憐れむような考え方を手放しましょう。

4

Top Note

バジル

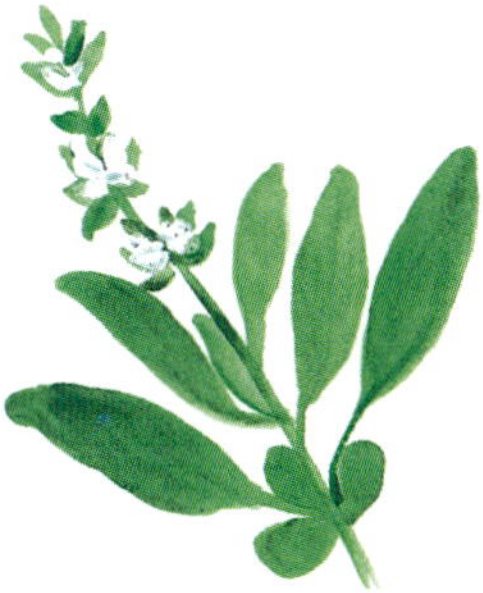

「社会活動」

★あなたにとって仕事とは重要なキーになるものです。
★仕事の転機が近づいています。
★自分の中の両性のバランスをとりましょう。

2

Top Note

グレープフルーツ

「現実に一歩踏み出す勇気」

★思いを行動へと移す時期がきています。
★考えるよりもまず実行することを優先しましょう。
★行動力を高めましょう。

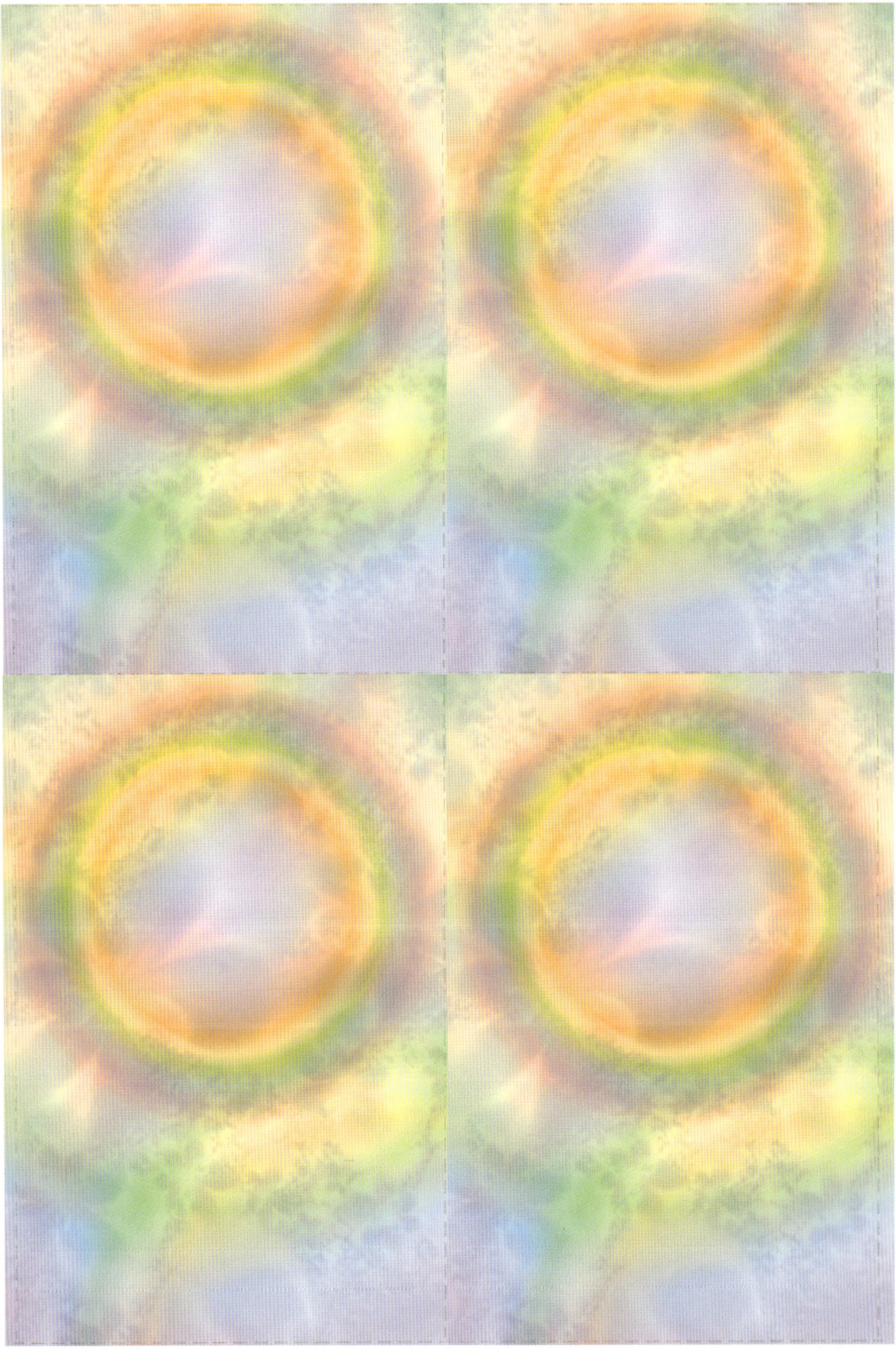

7

Top Note

マンダリン

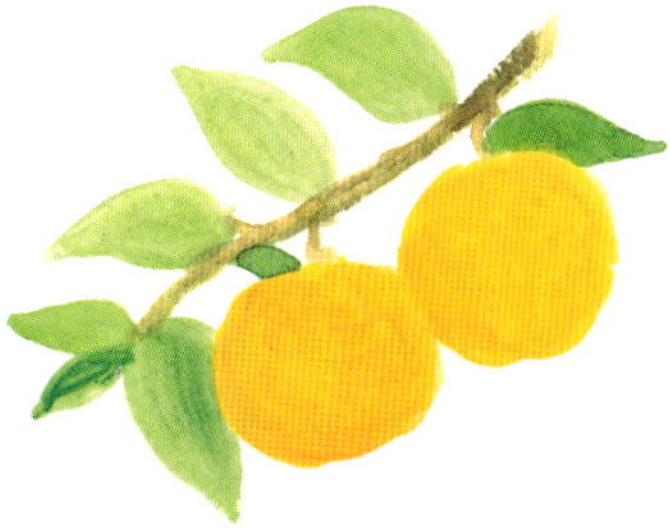

「感謝の気持ち」

★あなたを取り巻く環境に感謝の気持ちを表しましょう。
★暖かいハートを持って周囲を見守りましょう。
★問題を解決するためには
感謝の念を示すことが必要です。

5

Top Note

プチグレン

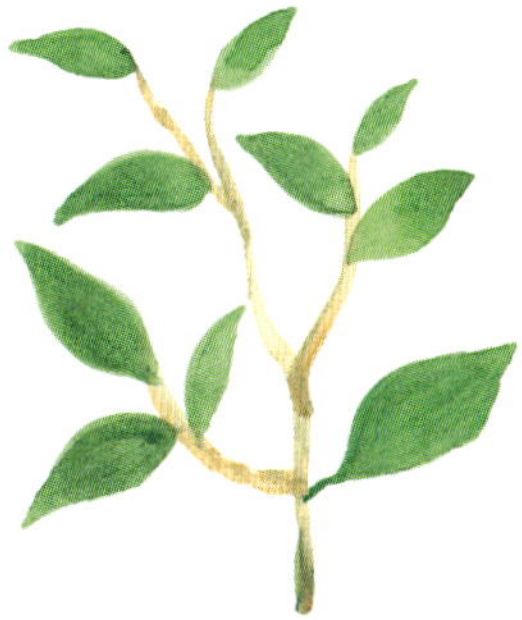

「あどけなさ」

★少年のようなピュアな気持ちを忘れずに。
★インナーチャイルドに愛を注ぎましょう。
★あどけない趣味を楽しみましょう。

8

Top Note

ユーカリ

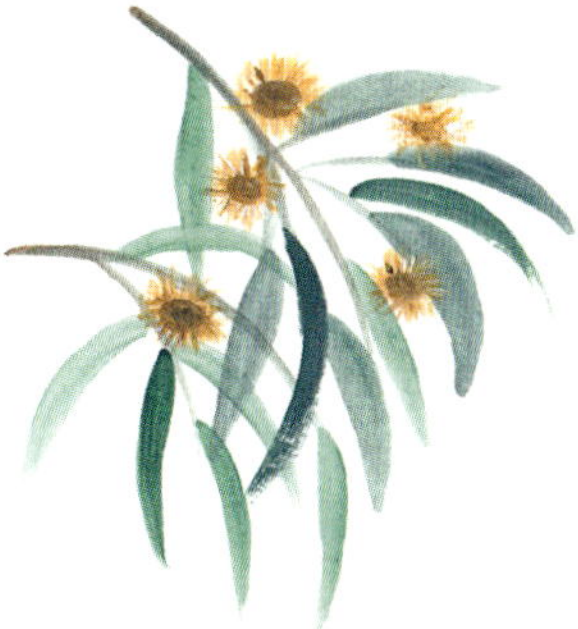

「エネルギーの正常化」

★ご自身の中を流れるエネルギーの流れを整えましょう。
★地球にグラウンディングしましょう。
★あなたの意識をより一層活性化させて下さい。

6

Top Note

ペパーミント

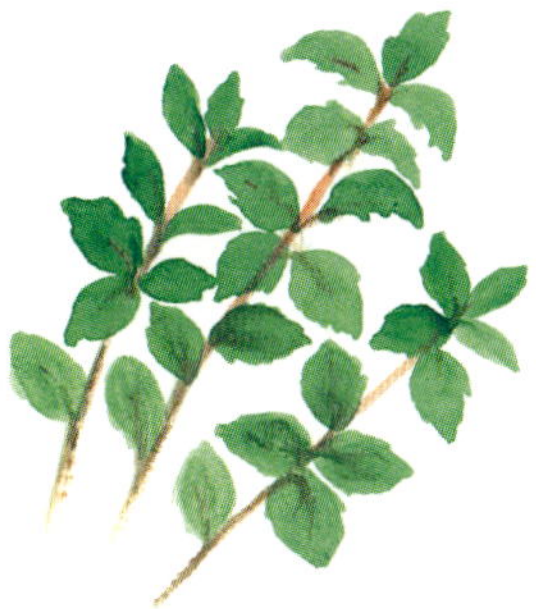

「リセット」

★意識をクリアにしましょう。
★感情にのみ込まれないようにしましょう。
★悲しい思い出を手放しましょう。
★地球の生命力を感じ取りましょう。

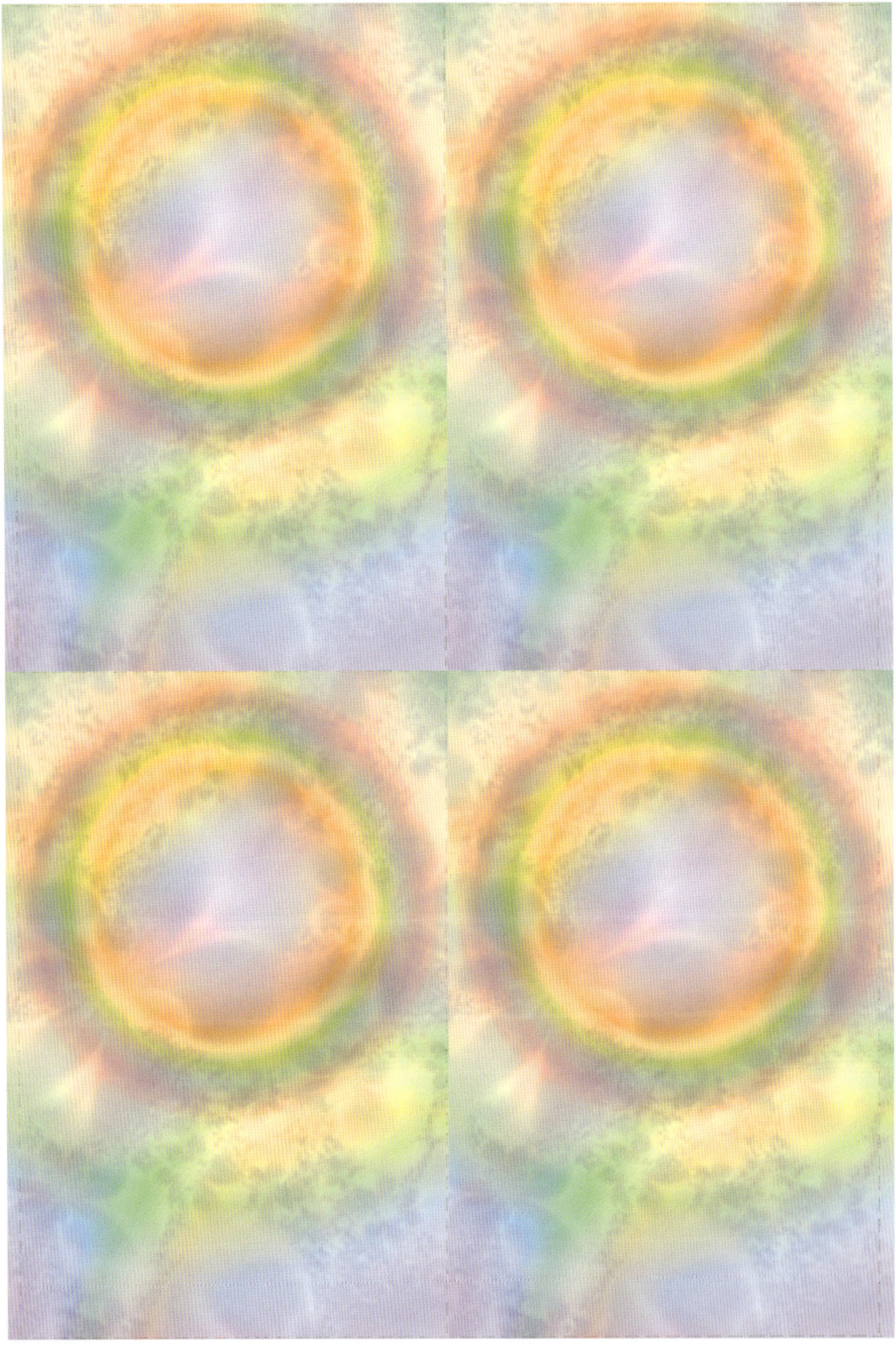

11

Top Note

レモングラス

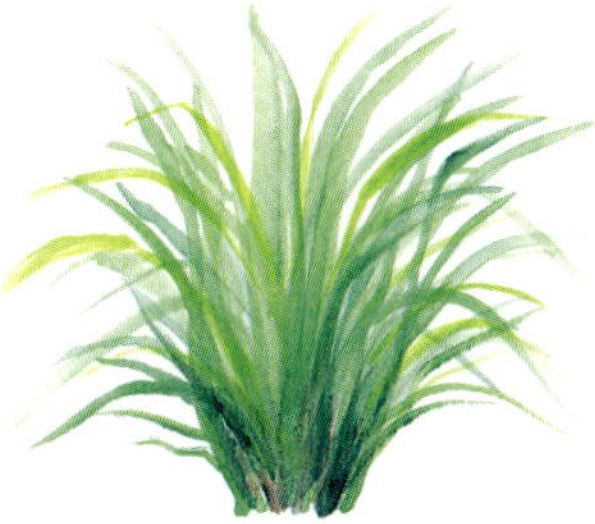

「疲労感の除去」

★体の疲れを癒しましょう。
★自分の体をいたわりましょう。
★負の思考回路を取り壊しましょう。
★同じ過ちを繰り返さないという意識を持ちましょう。

9

Top Note

ラベンサラ

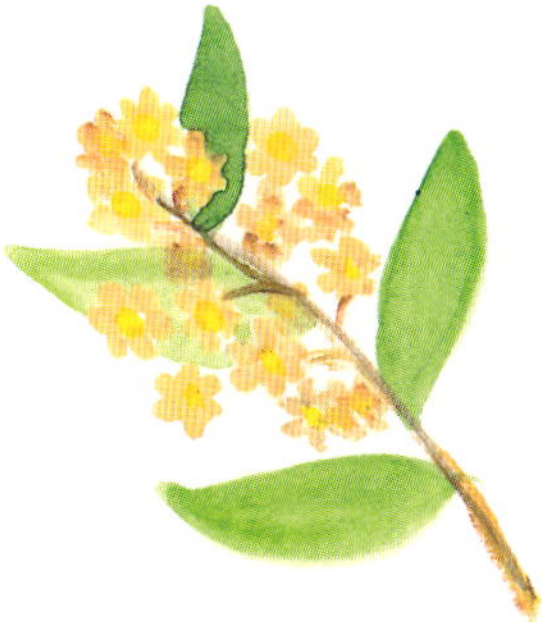

「オーラのクリーニング」

★否定的なエネルギーを除去しましょう。
★オーラを浄化しましょう。
★ご自身の中のエネルギーの流れを改善しましょう。
★思いを言葉にして伝えましょう。

12

Top Note

ローズマリー

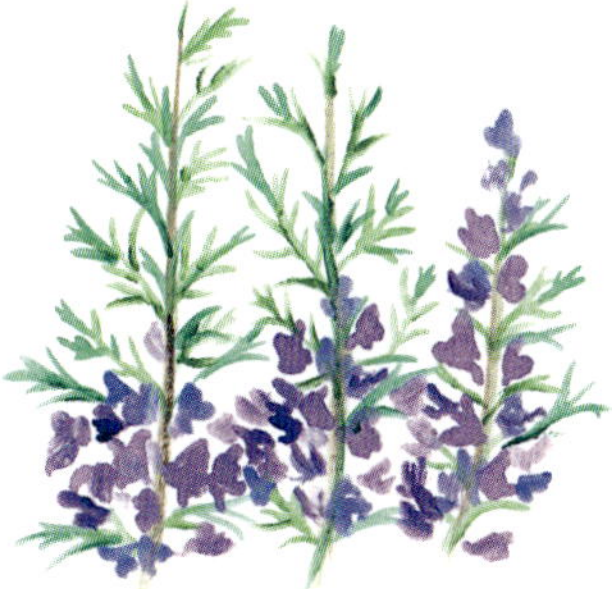

「高次の存在からのメッセージ」

★高次の存在があなたに語りかけています。
★第5・第6チャクラを活性化しましょう。
★あなたの思いを伝えましょう。
★自分を表現していくように心がけましょう。

10

Top Note

レモン

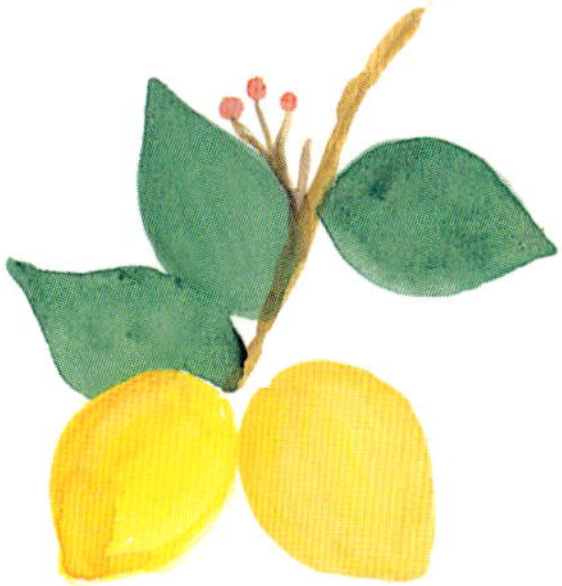

「原点に立ち返る」

★日々の暮らしを大切にしましょう。
★あなたを取り巻く状況を一度整理しましょう。
★当初の目的を思い出しましょう。

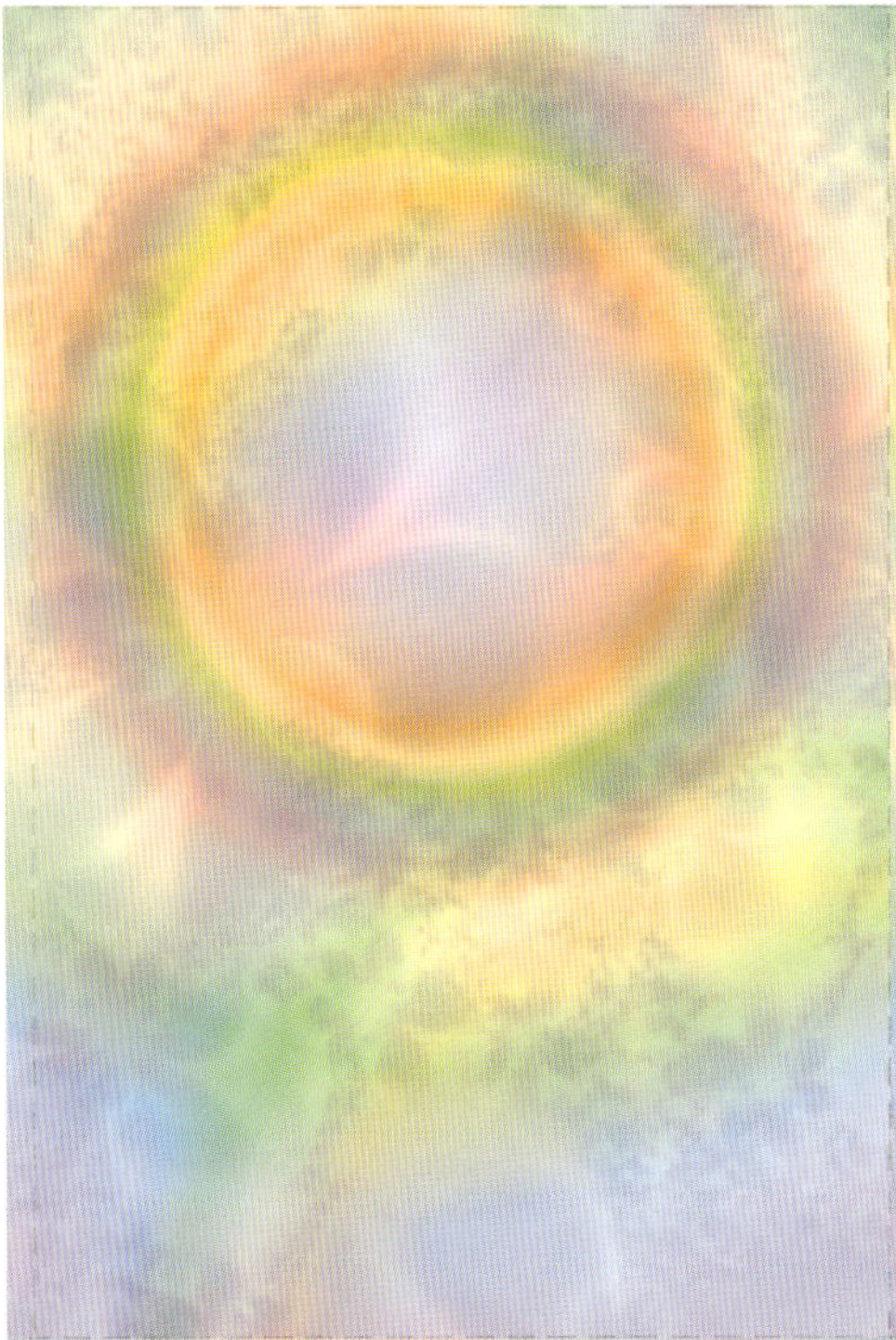
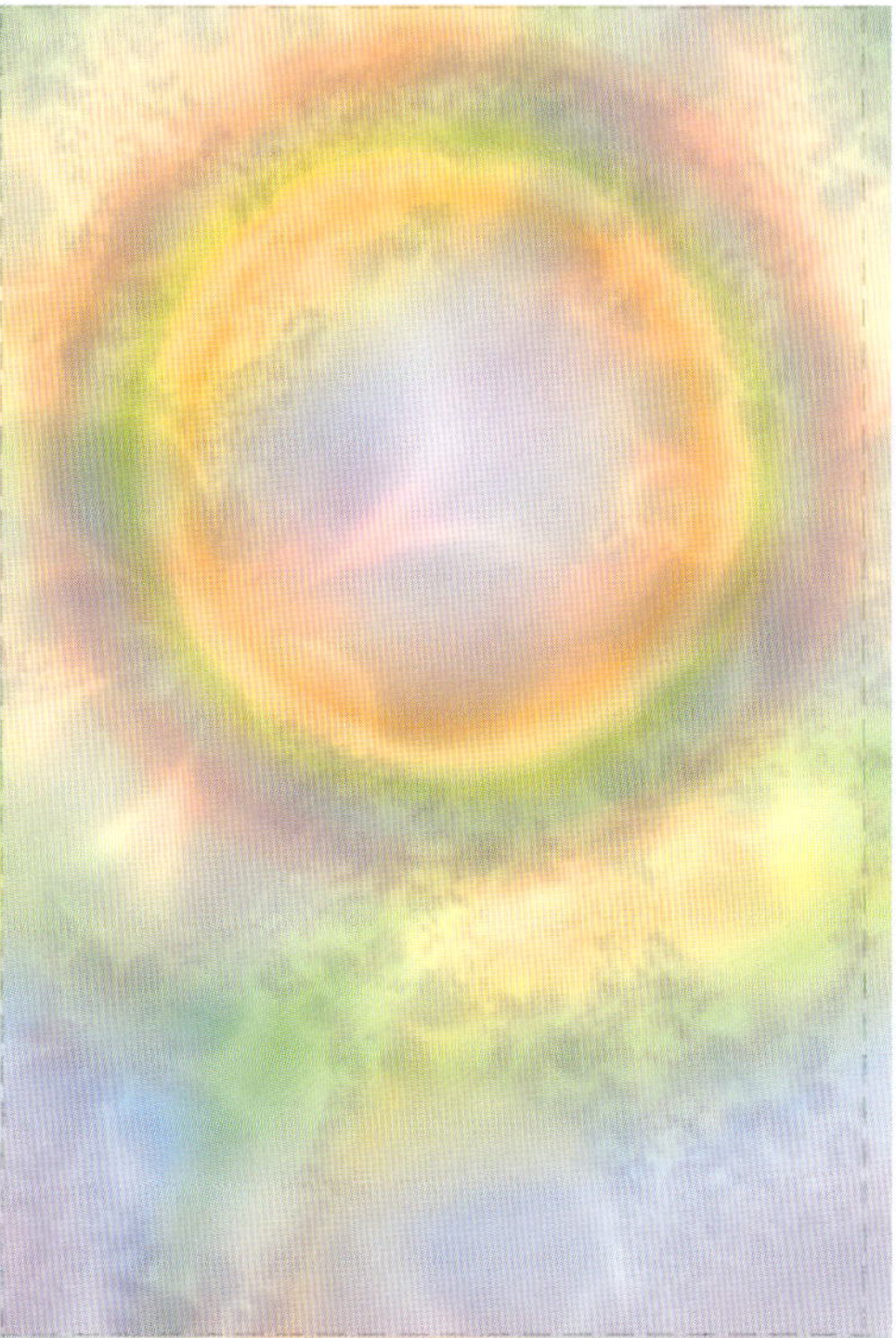
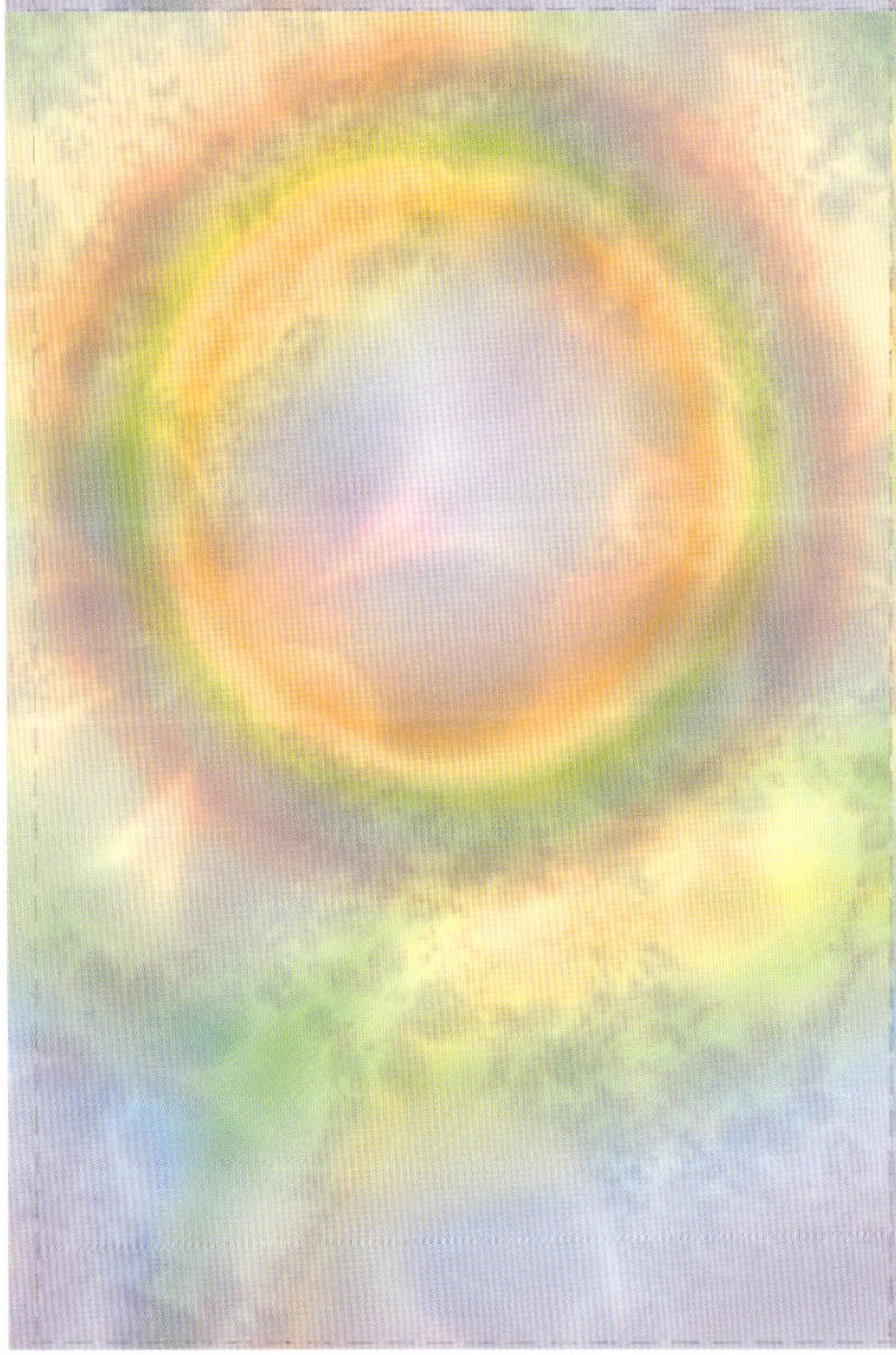
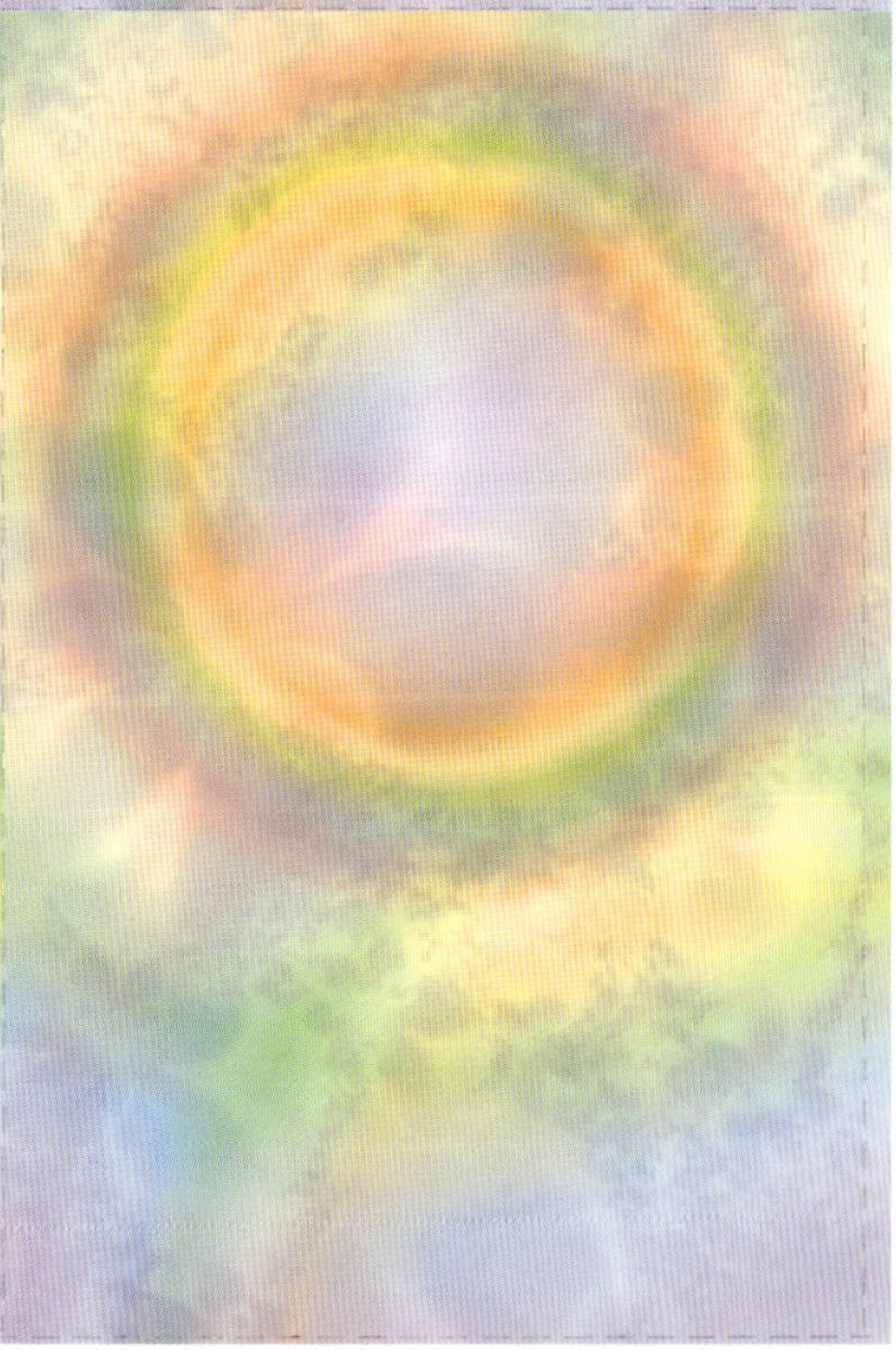

15

Middle Note

サイプレス

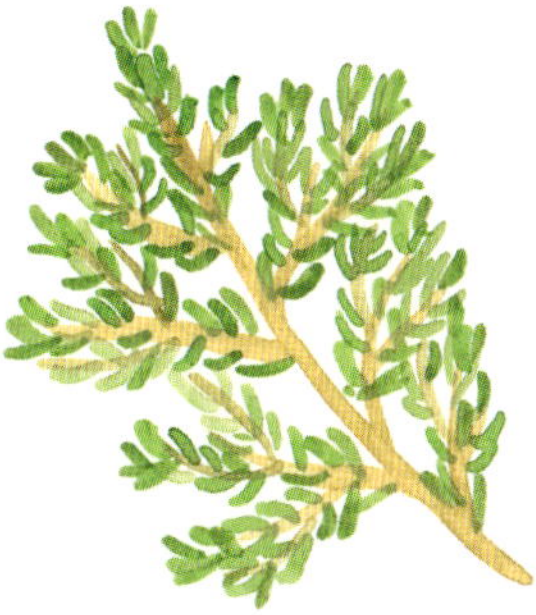

「自己表現」

★あなたらしさを表現しましょう。

★優先順位を明確にしましょう。

★あなたの周囲を神聖なエネルギーで満たしましょう。

13

Middle Note

カモミールローマン

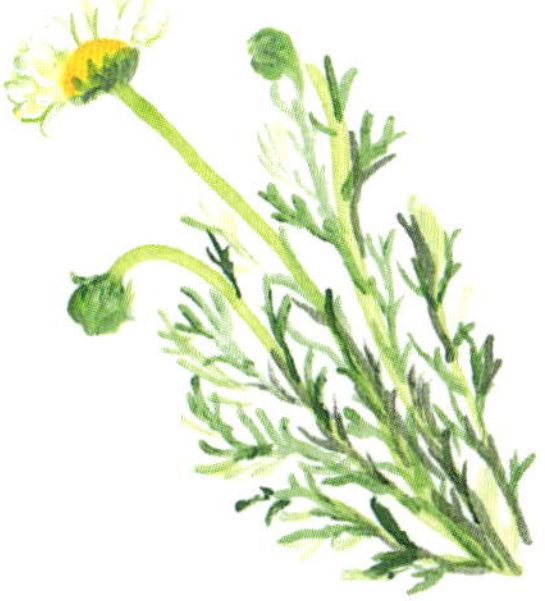

「母と子をつなぐ愛」

★あなたとお母さん・お子さんは愛情でつながっています。

★お母さんやお子さんからの
メッセージを受け取るチャンスが訪れています。

★愛されていることを自覚しましょう。

16

Middle Note

ジンジャー

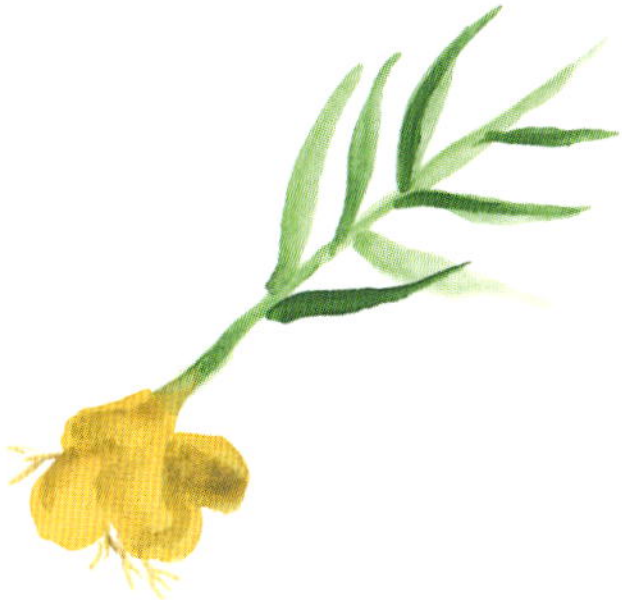

「全てはつながっている」

★あなたは一環したサイクルの中に存在しています。

★物事を短絡的に考えずに、循環していることを
意識してみましょう。

★あなたを取り巻く環境の中にメッセージが点在しています。

★全ての存在が一体であることに気づきましょう。

14

Middle Note

クラリセージ

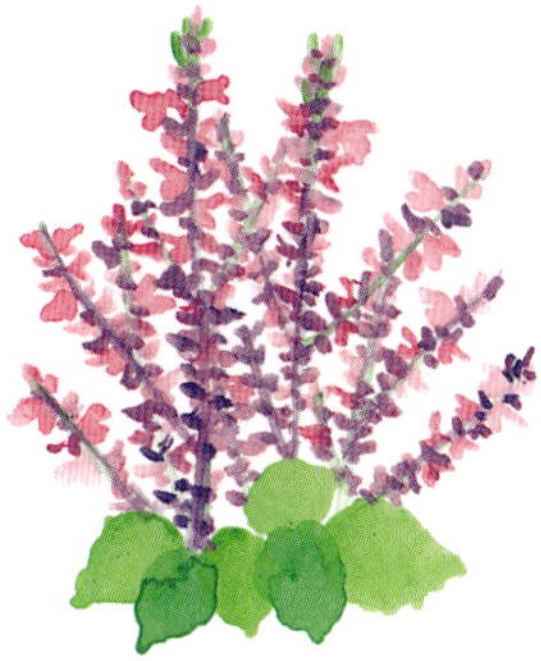

「ストレスからの解放」

★ストレスを取り除くことを優先しましょう。

★ストレスに対する考え方を変えてみましょう。

★一気に飛躍できるようなアイデアを大切にしましょう。

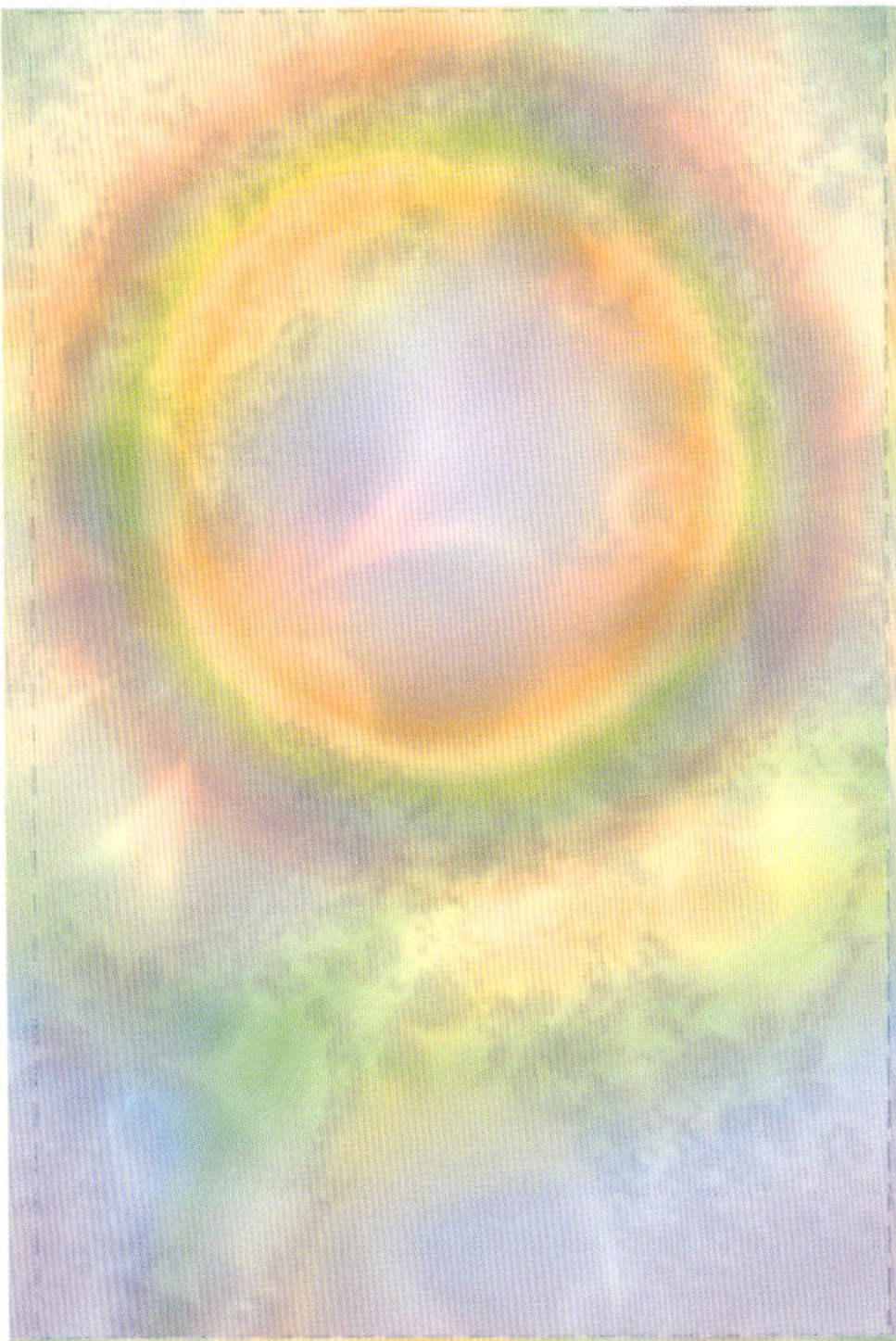
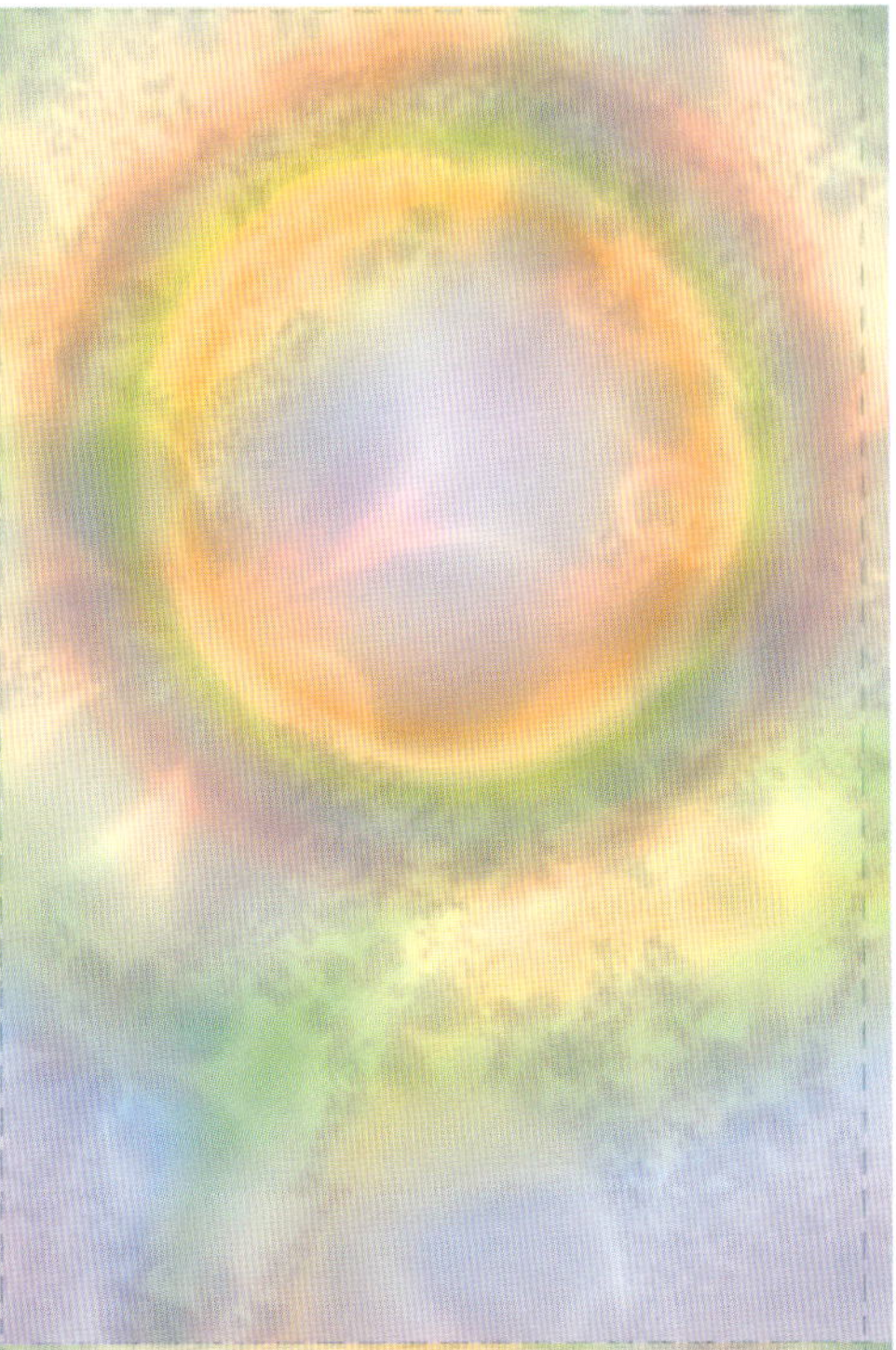
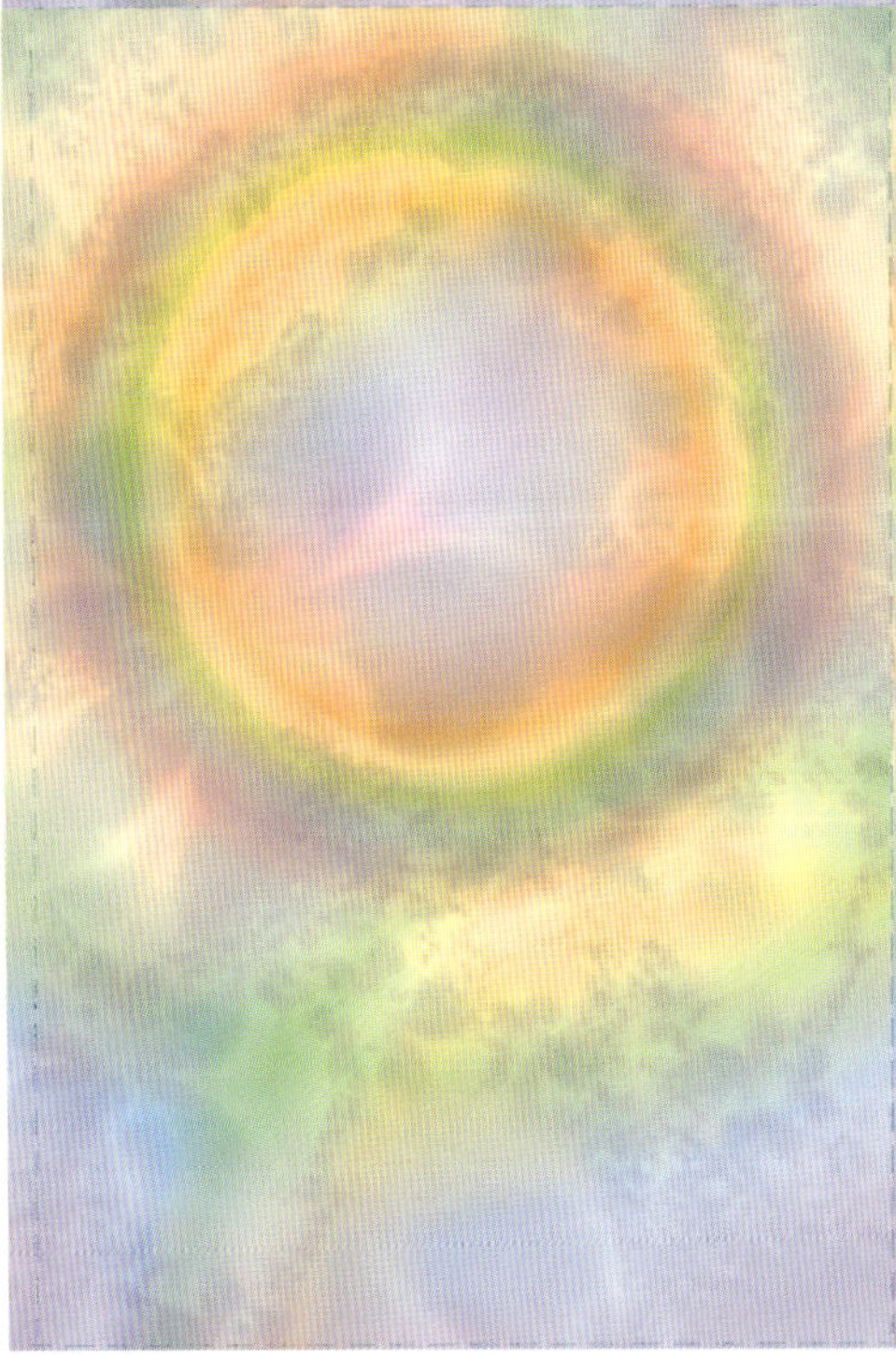
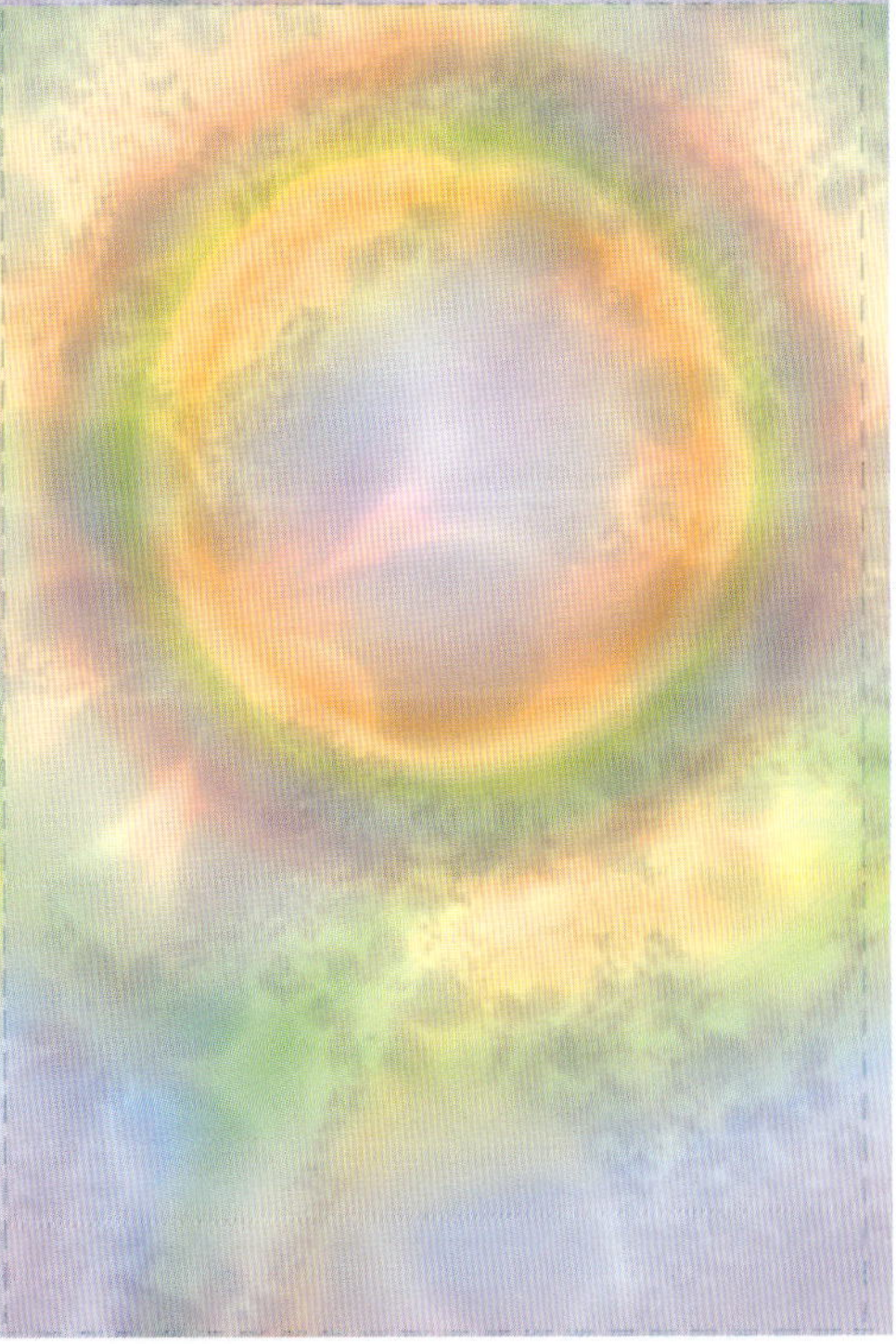

19

Middle Note

ネロリ

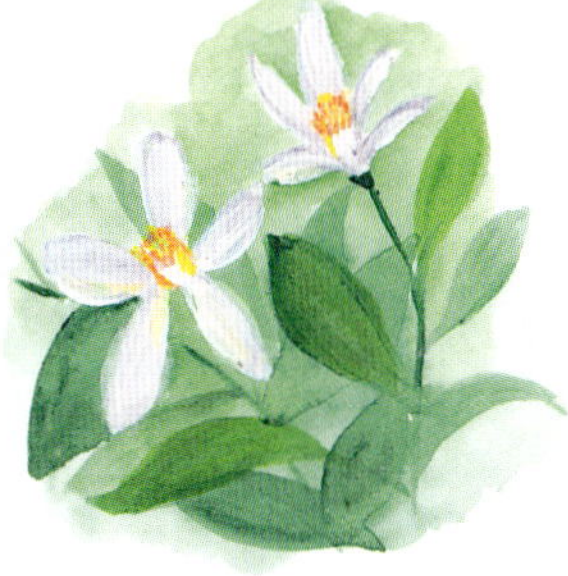

「あなたの王国を大切に」

★自分の気持ちにうそをつかないようにしましょう。

★自分を心ゆくまで愛してあげましょう。

★あなたの心の声に耳を傾けましょう。

17

Middle Note

スイートマージョラム

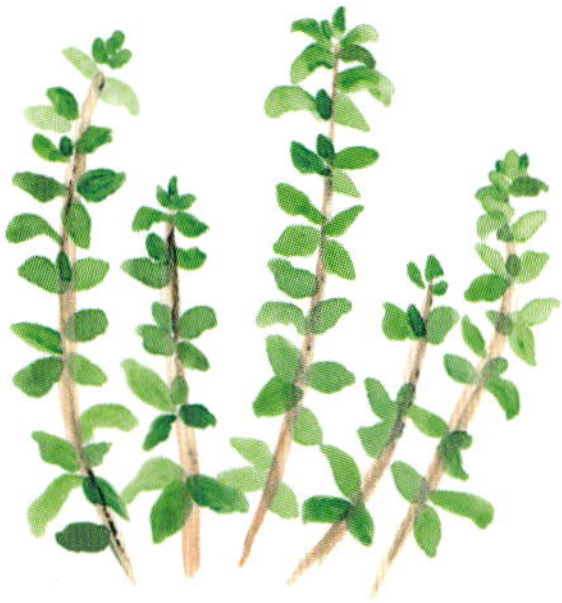

「天界での契約を思い出す」

★あなたの役割を思い出すのにふさわしい時期です。

★妖精や天使のエネルギーと心を通わせてみましょう。

★植物や天然石のエネルギーを感じてみましょう。

20

Middle Note

パイン

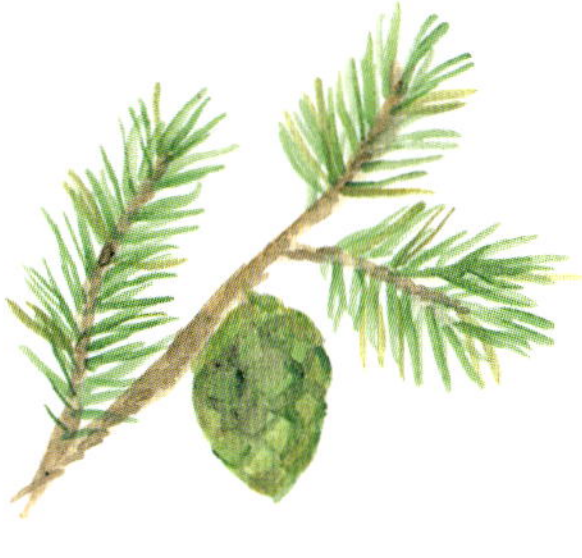

「コミュニュケーション能力」

★伝え、表現することに喜びを見出しましょう。

★コミュニケーション能力を高めることが
問題の解決につながります。

★第5チャクラを活性化しましょう。

★大切なものを手に入れる勇気を持ちましょう。

18

Middle Note

ゼラニウム

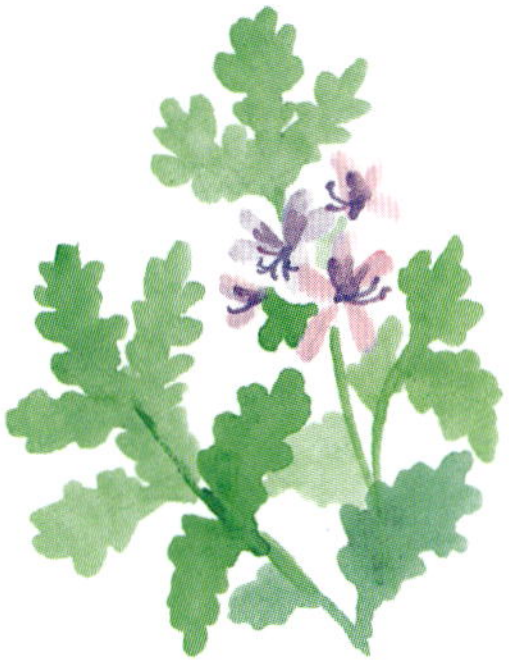

「守られていることを知る」

★あなたは守られています。

★高次の存在たちのエネルギーを
感じ取りやすい時です。

★亡くなった大切な人は、あなたを
穏やかに見守っています。

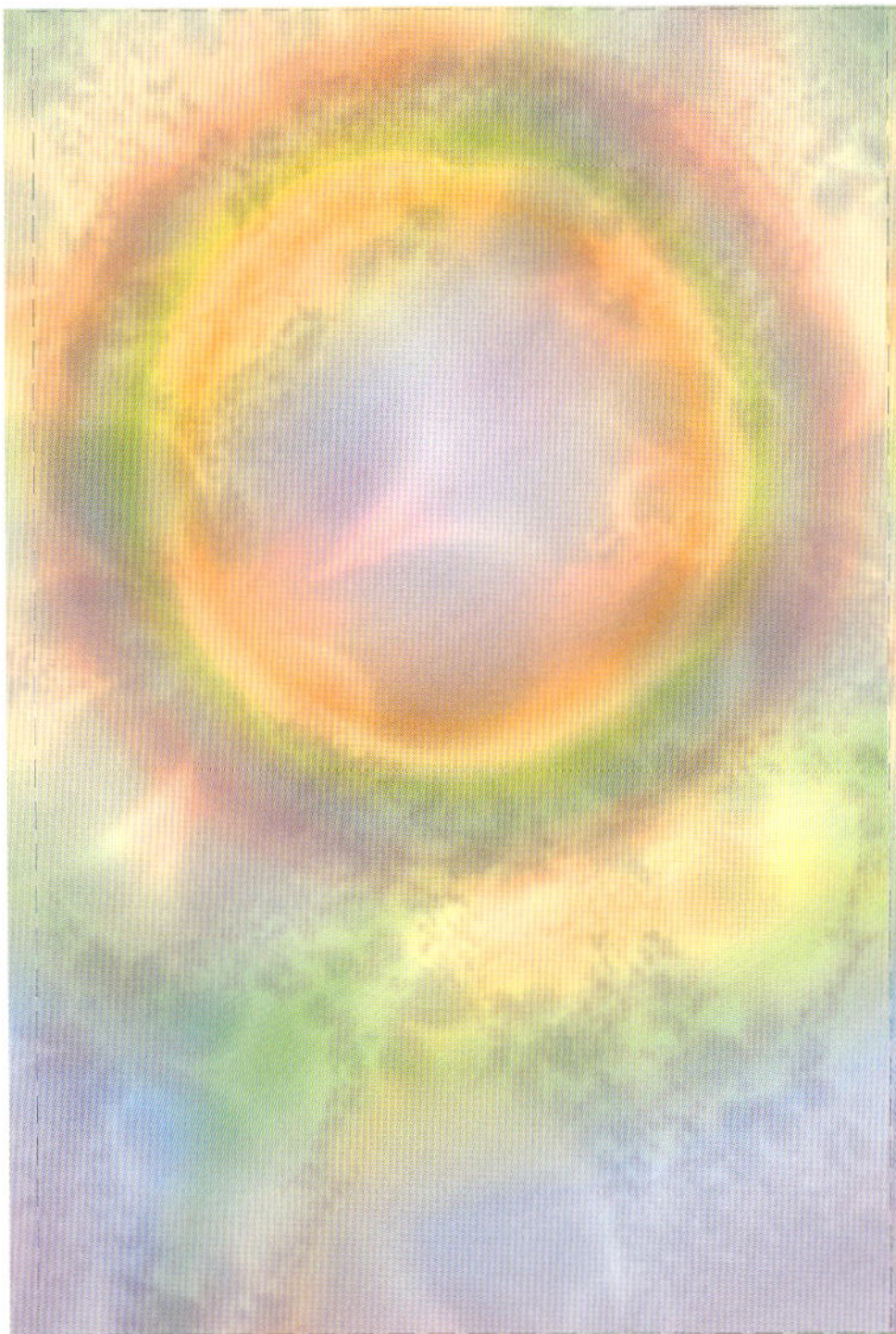
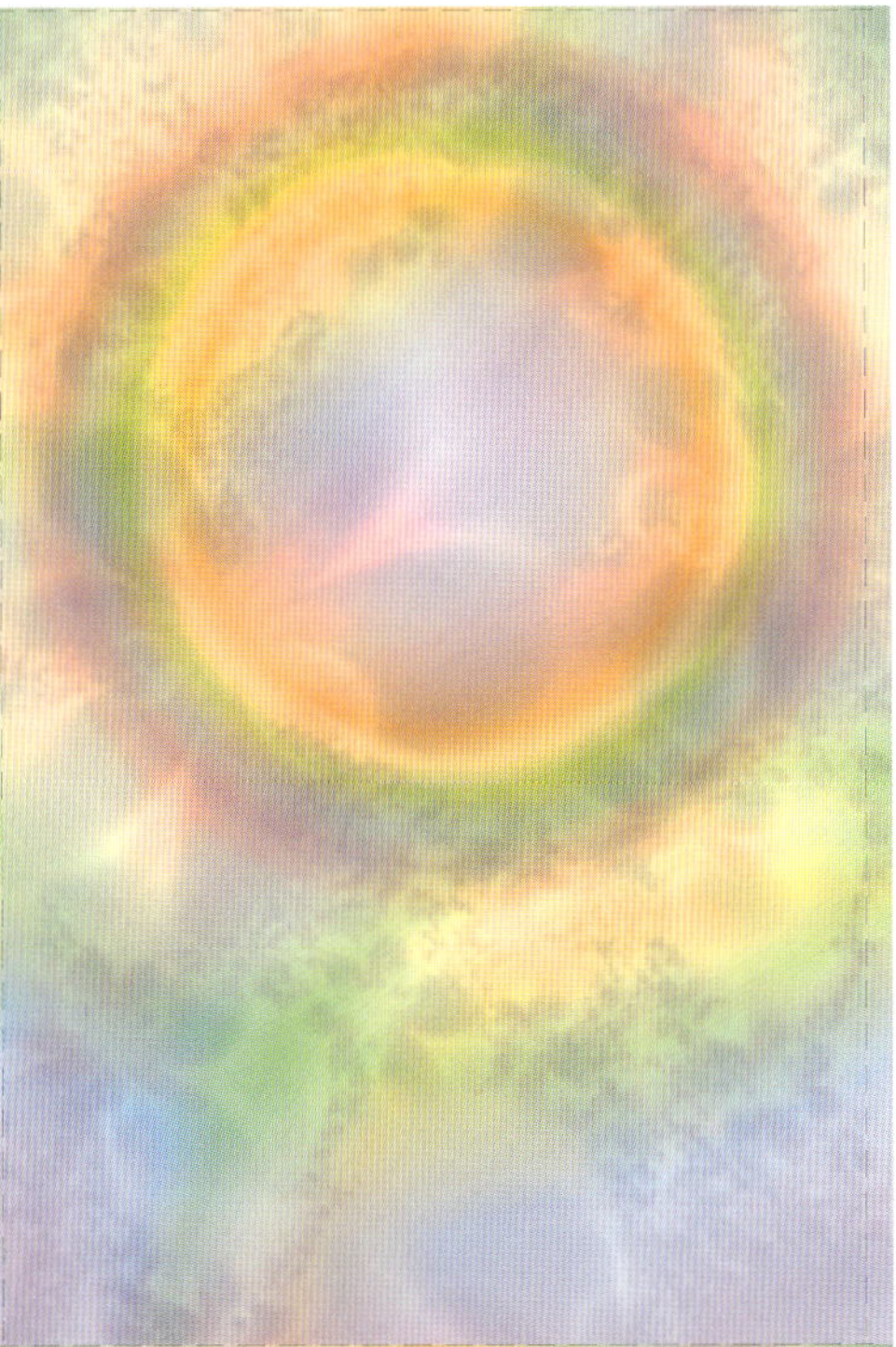
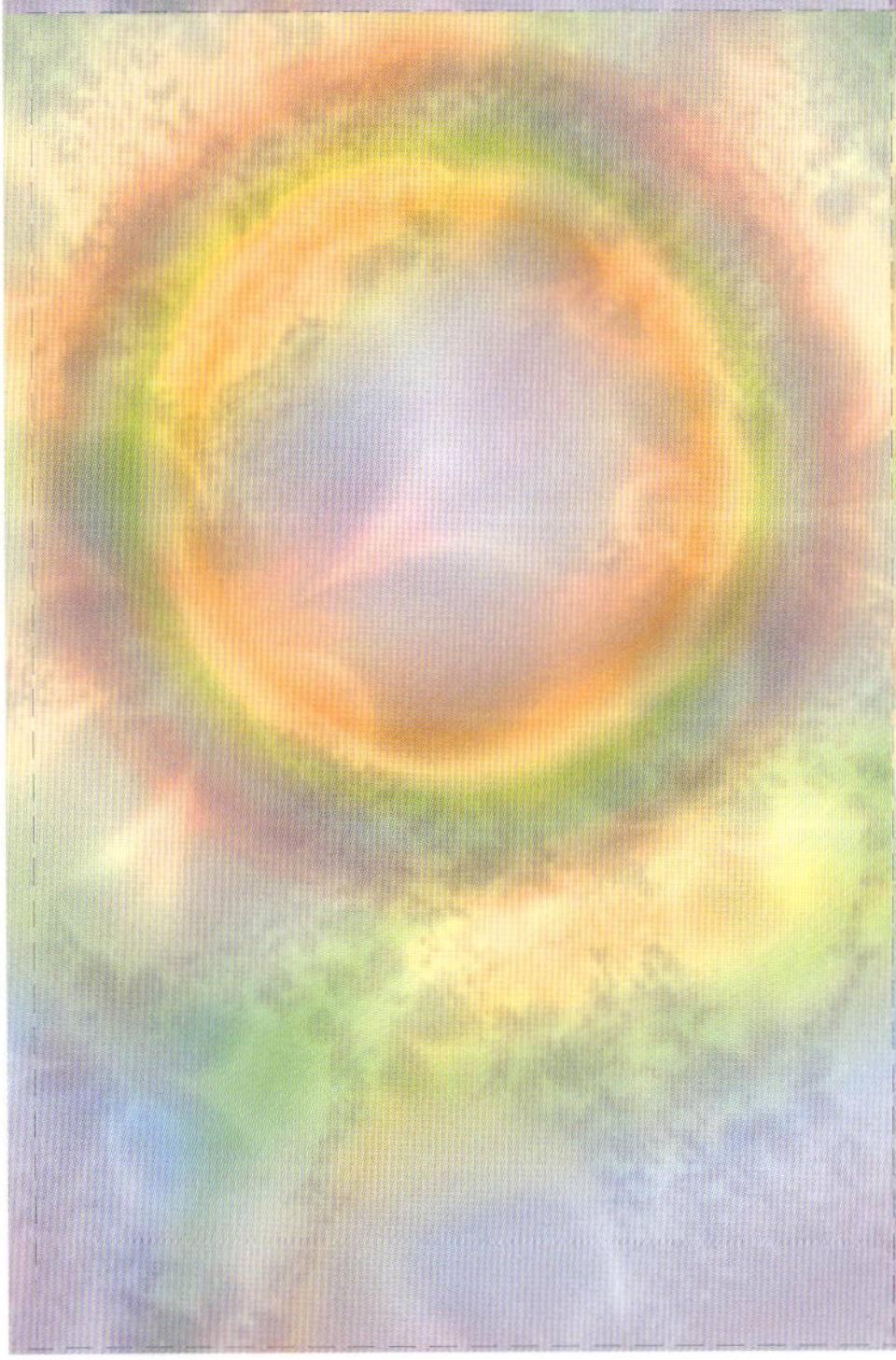
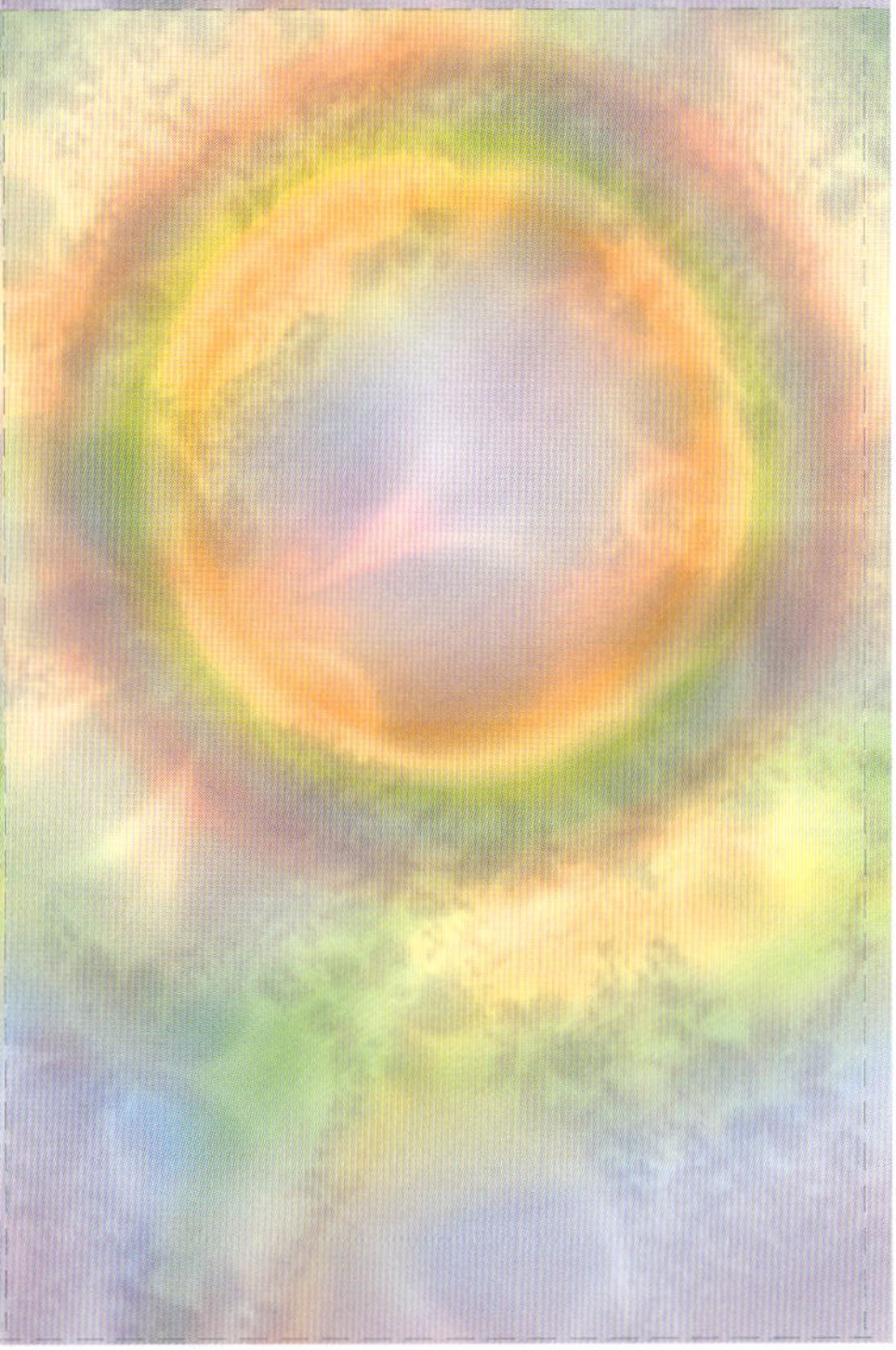

23

Middle Note

ラベンダー

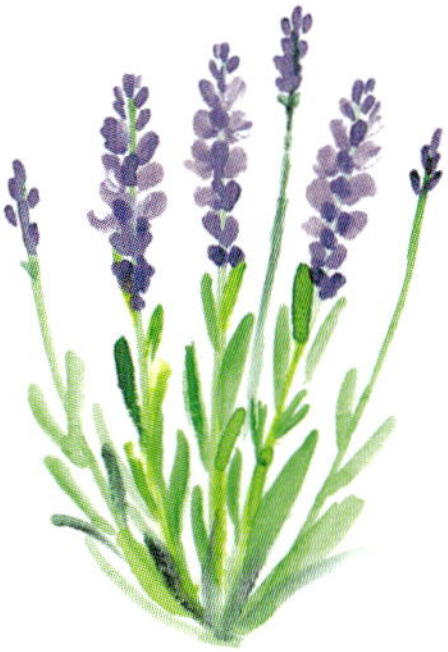

「スピリチュアリティの向上」

★スピリチュアリティが向上しています。

★身辺のエネルギーの浄化を意識しましょう。

★不要なエネルギーを吸収しないように心がけましょう。

★やりたいこと、しなければならないことの違いを整理し、
エネルギーのギャップを生まないようにしましょう。

21

Middle Note

ブラックペッパー

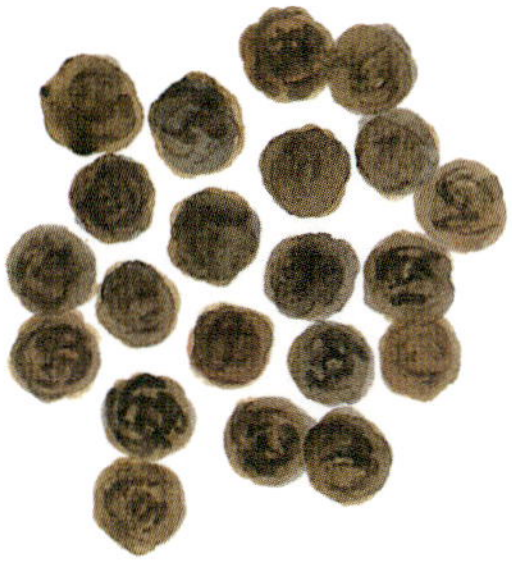

「地に足をつけた生活」

★グラウンディングが必要です。

★地球のエネルギーを感じましょう。

★自然の生命力に触れましょう。

★この地球に息づいていることを喜び、謳歌しましょう。

24

Middle Note

ローズオットー

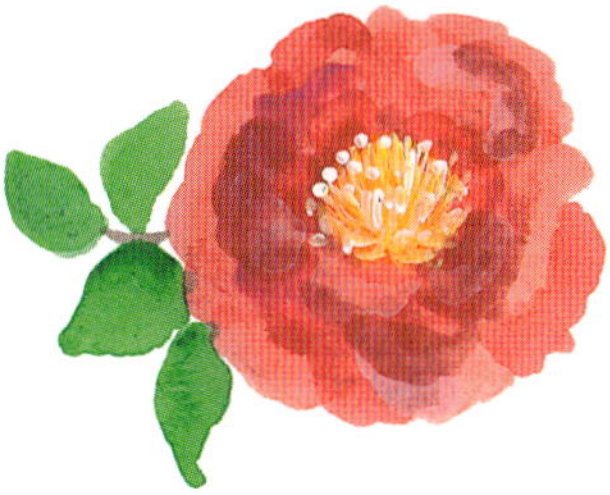

「心に炎を灯す」

★あなたの心に情熱の炎が灯ります。

★真の愛情はあなたの内側にあります。

★ロマンティックな時間を楽しみ、
ハートに活力を与えましょう。

22

Middle Note

マートル

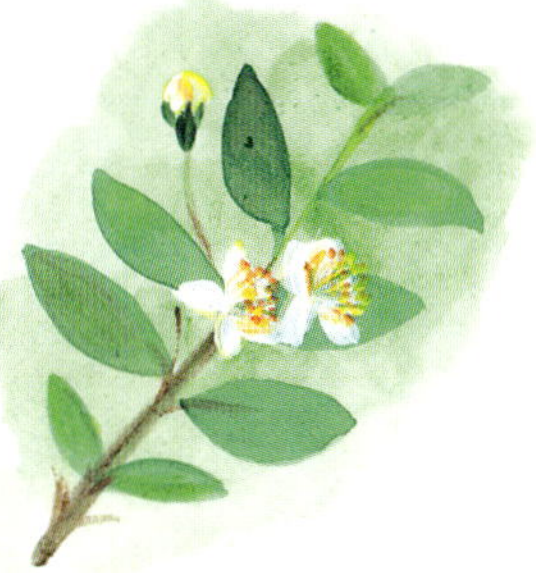

「豊かさ」

★あなたに豊かさが訪れようとしています。

★豊かさを充分に受け取ることができるように、
自分に許可を与えましょう。

★本来あなたが持っている神聖な側面を
思い起こしましょう。

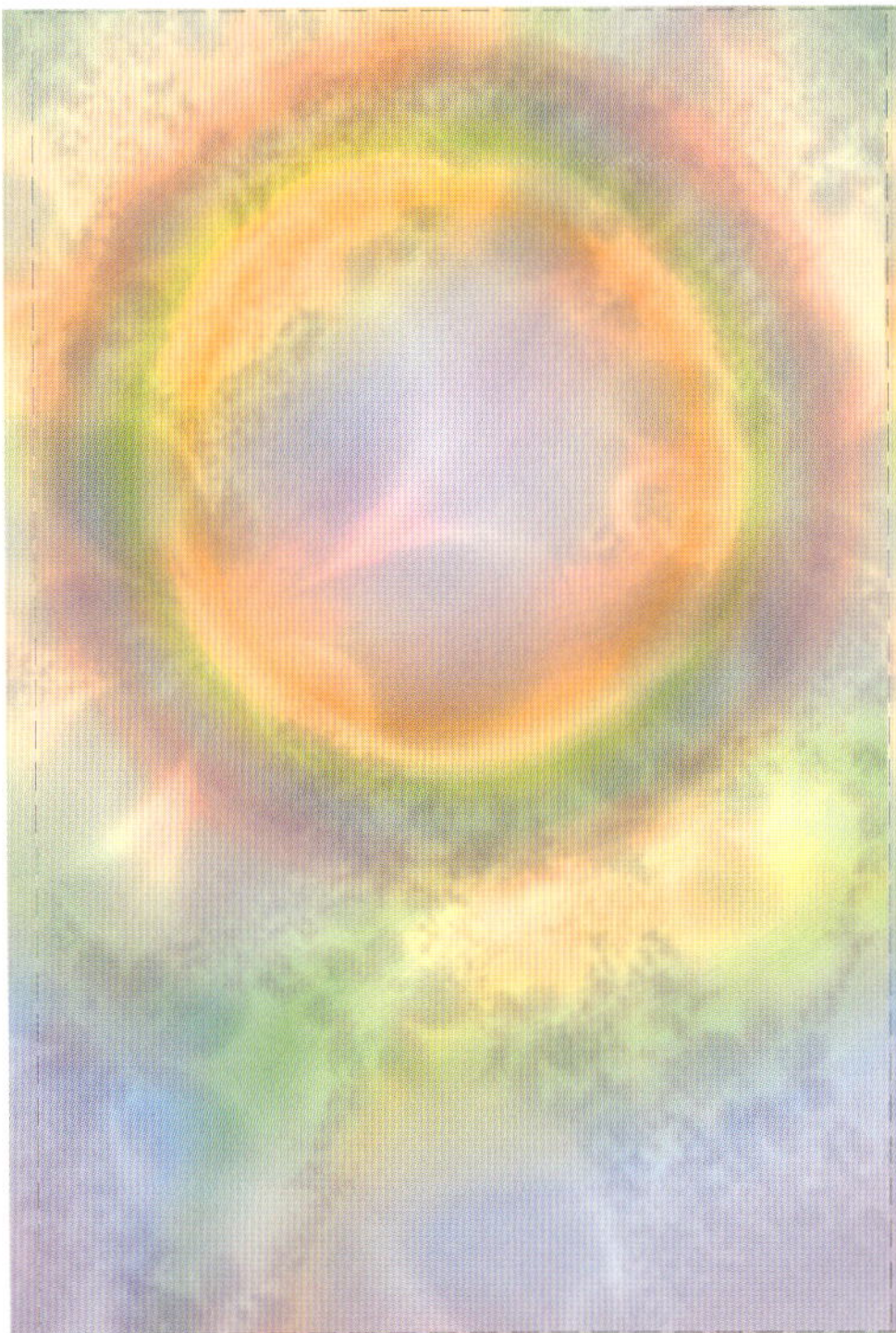
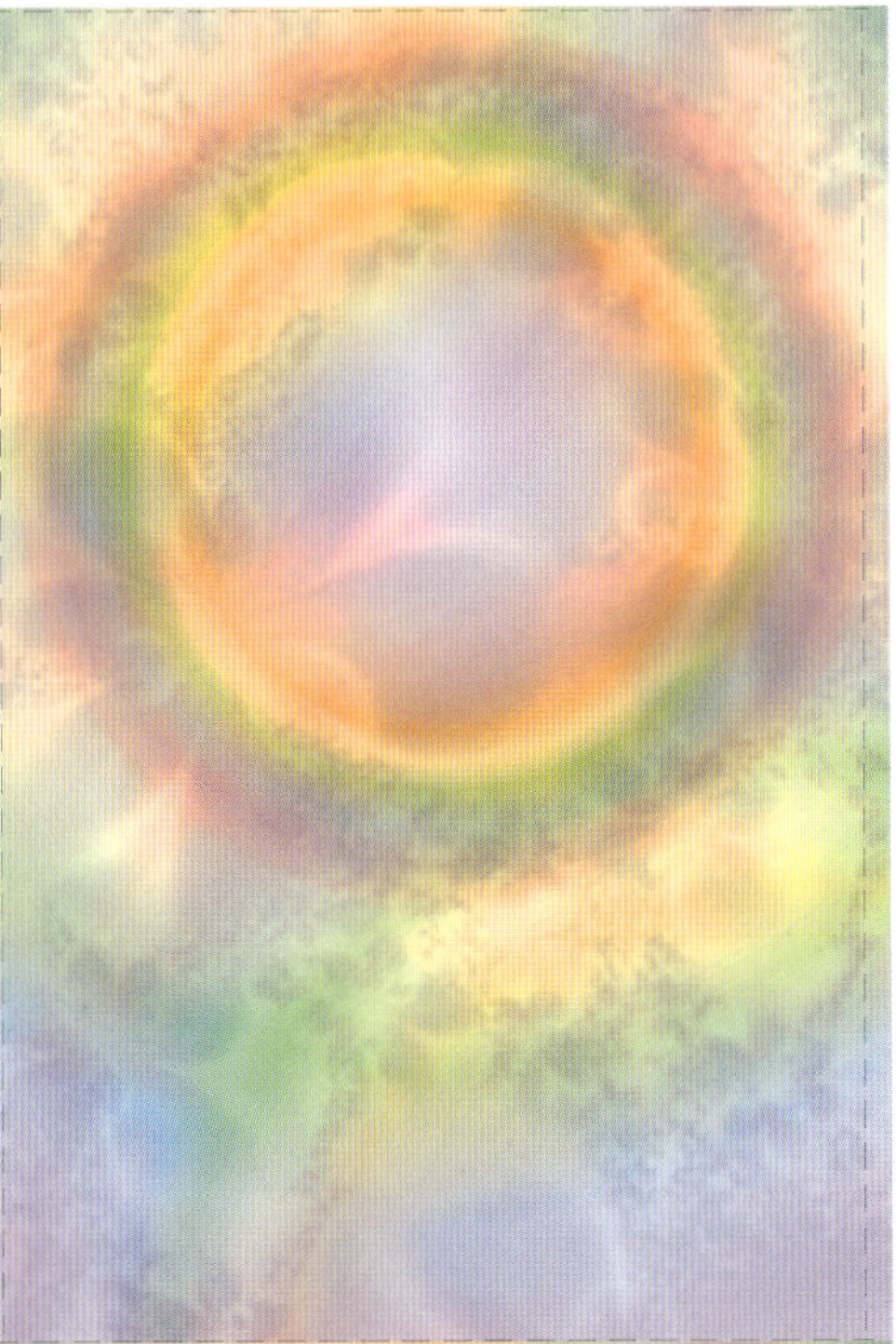
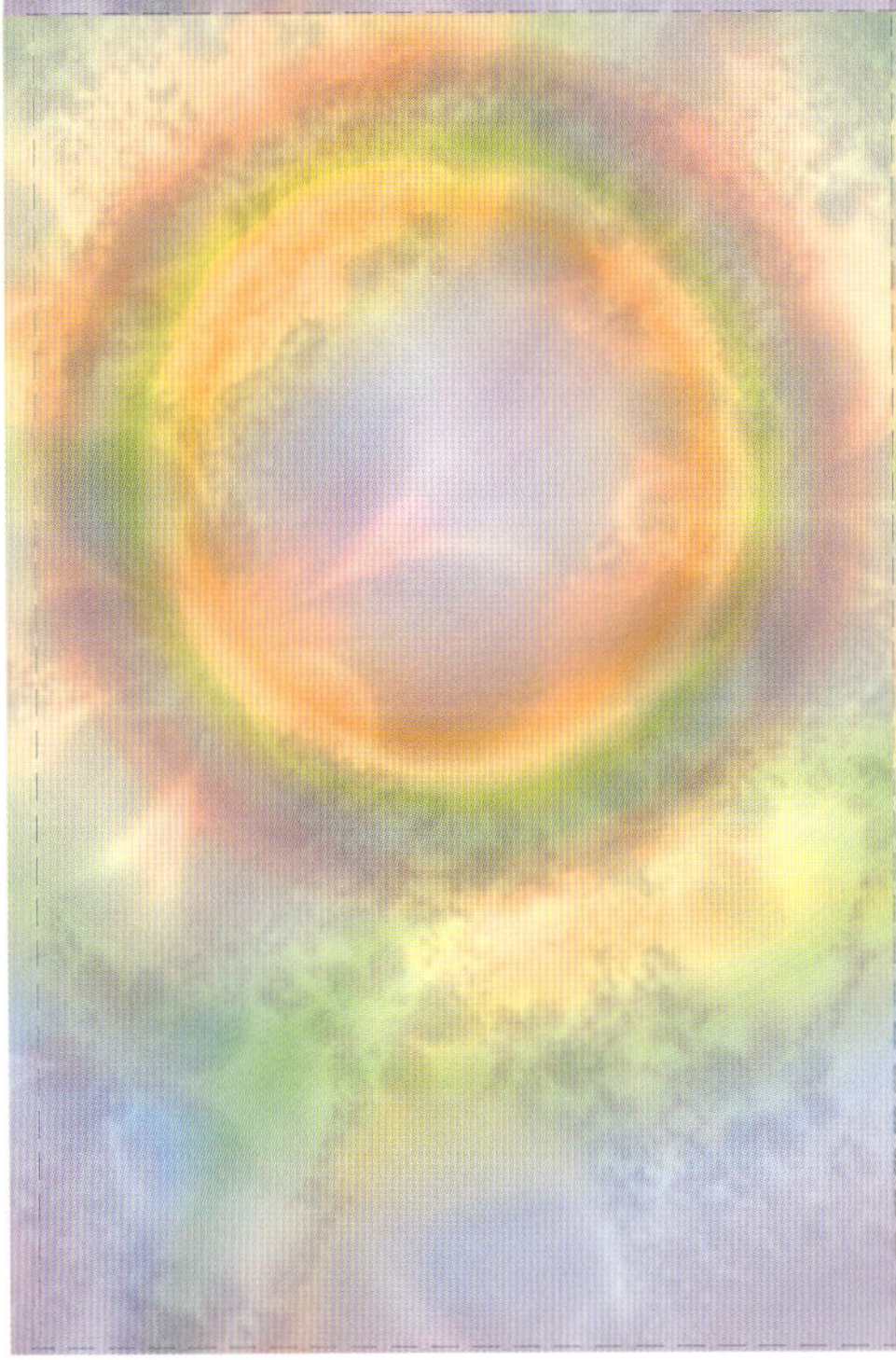
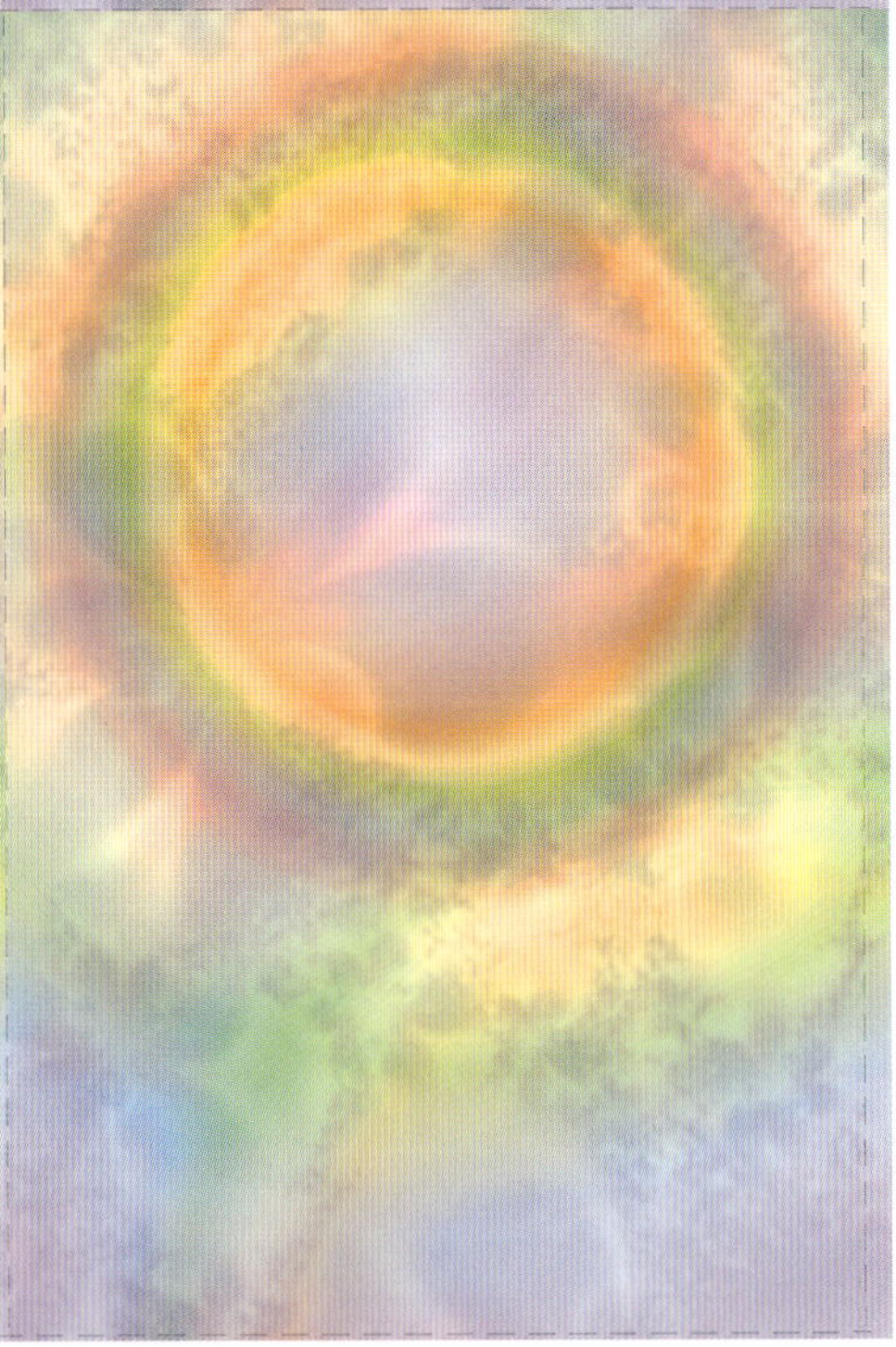

27

Base Note

シダーウッド

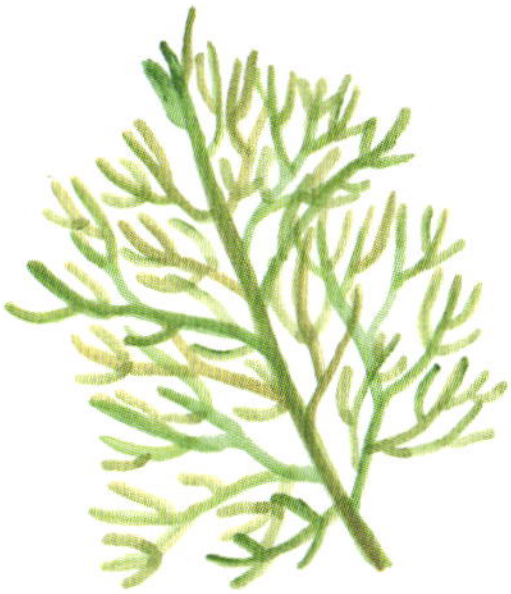

「ゆるぎない偉大な自己」

★大きく神聖な自己に気付きましょう。

★あなたは周囲にエネルギーを
流していく電波塔のような人です。

★エネルギーワークを行うのに適しています。

★低い波動のエネルギーを寄せ付けないことが大切です。

25

Base Note

イランイラン

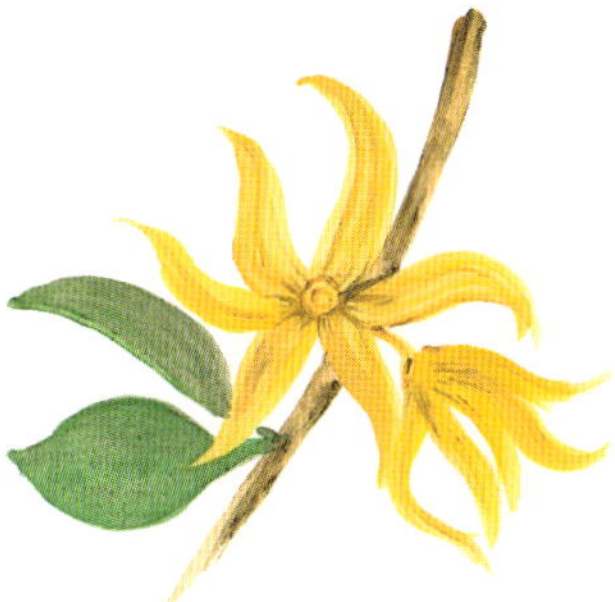

「女性性の解放」

★あなたの中の女性性を解き放ちましょう。

★真の女性らしさについて考えてみましょう。

★創造力を高めてクリエイティブな人生を歩みましょう。

28

Base Note

シナモンリーフ

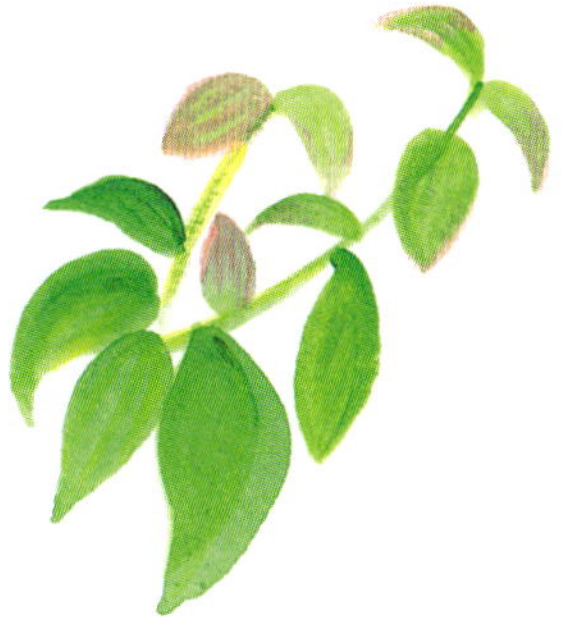

「過去との決別」

★過ぎてしまった出来事に、
今なおエネルギーが送られてしまっています。

★不必要なエネルギーを浄化しましょう。

★古い記憶を手放すのに適した時期です。

26

Base Note

サンダルウッド

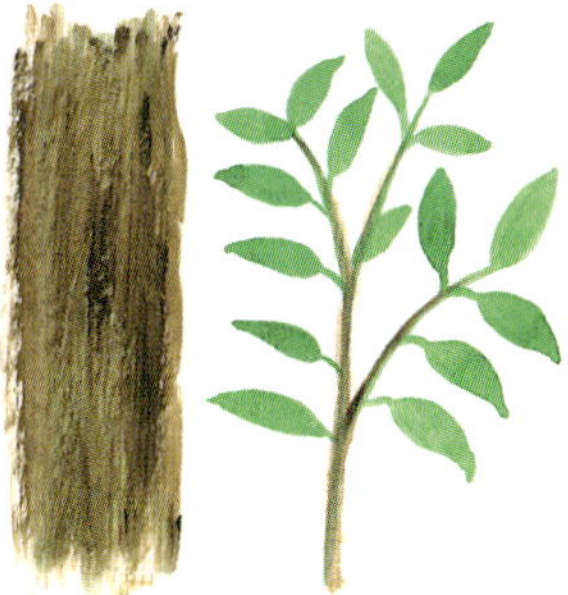

「自分の内側と対話する」

★自分の内側を知るための時間を持ちましょう。

★今起こっていることを冷静な視点に
立って、見てみましょう。

★答えはあなたの内側にあります。

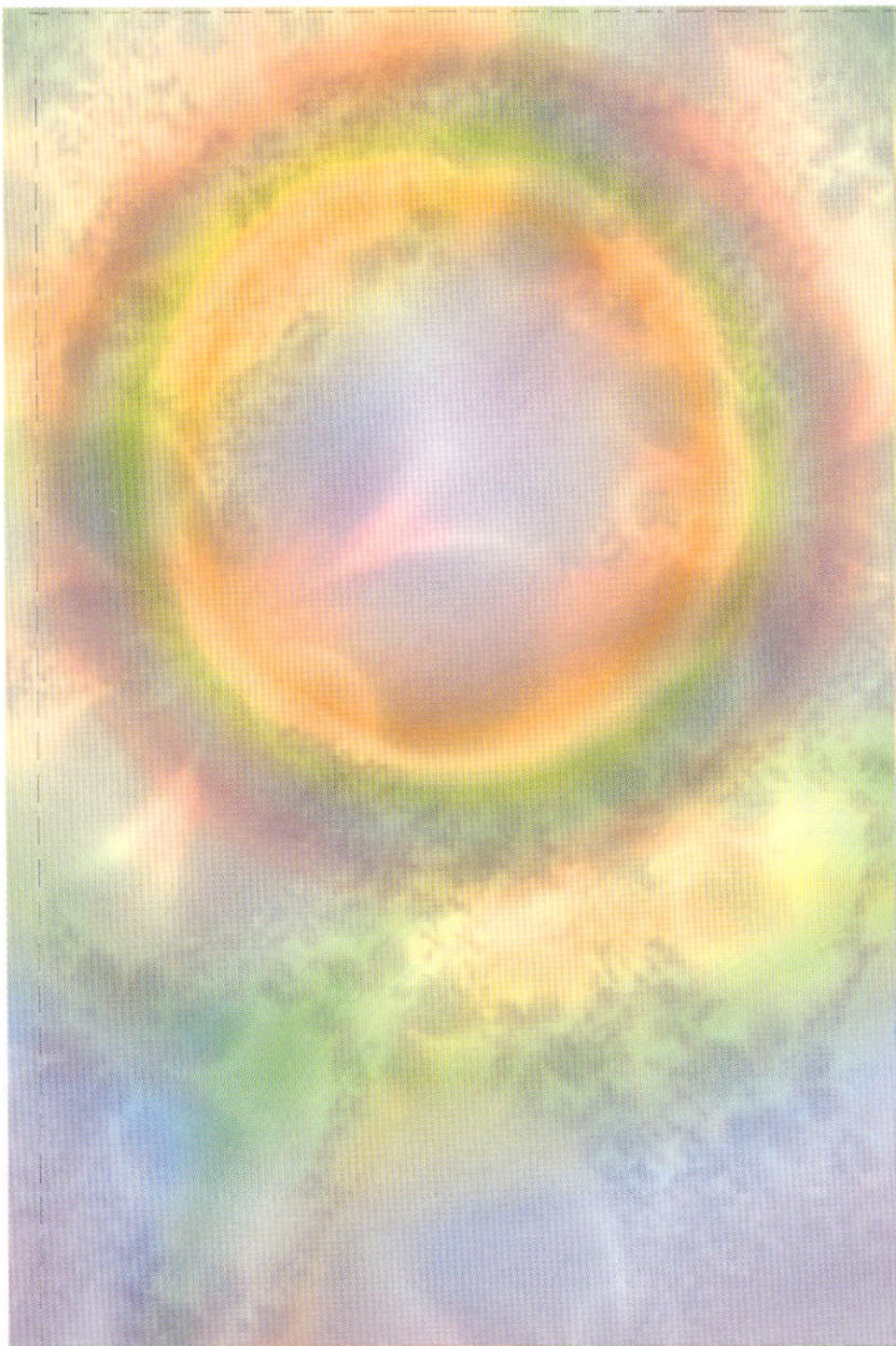
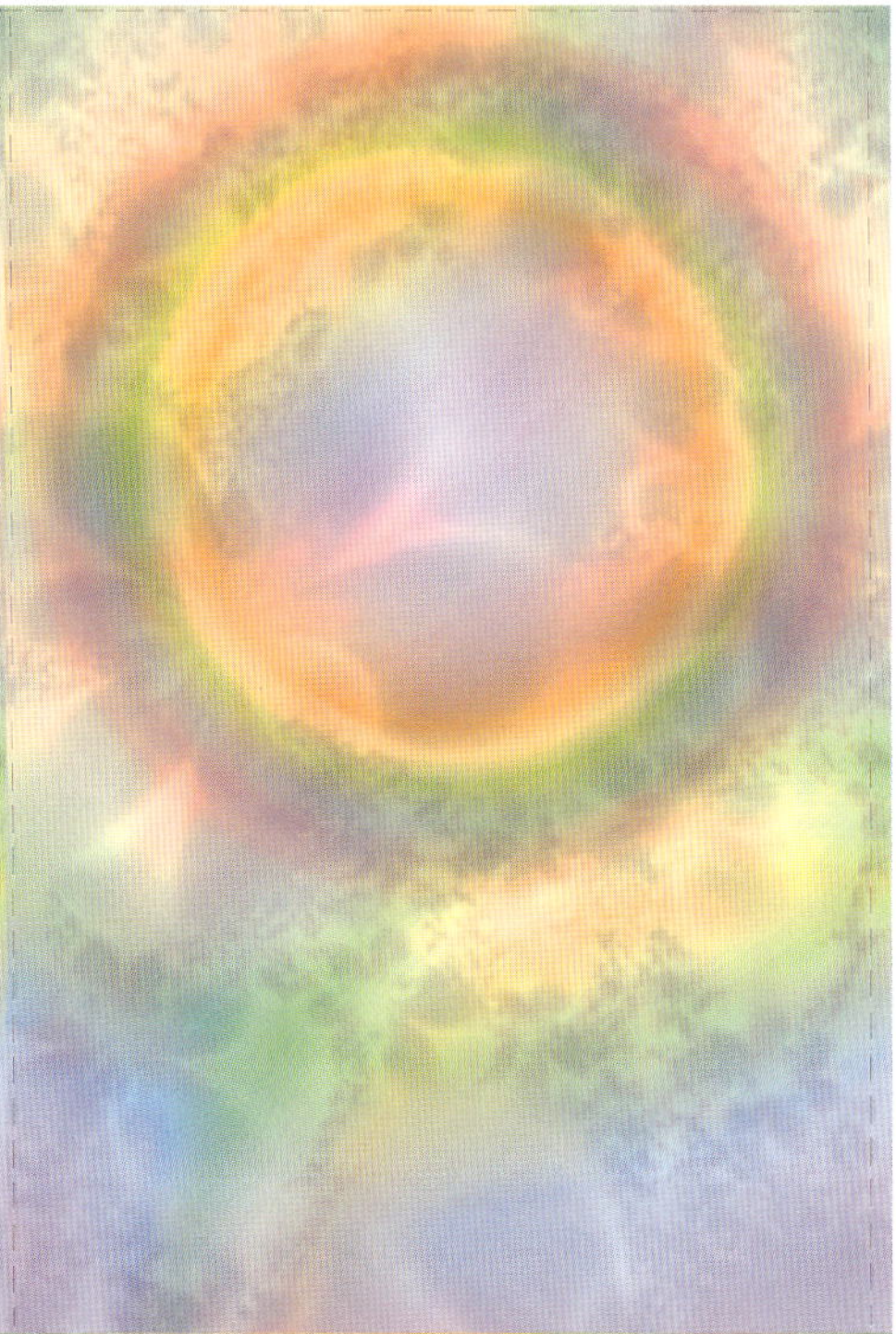
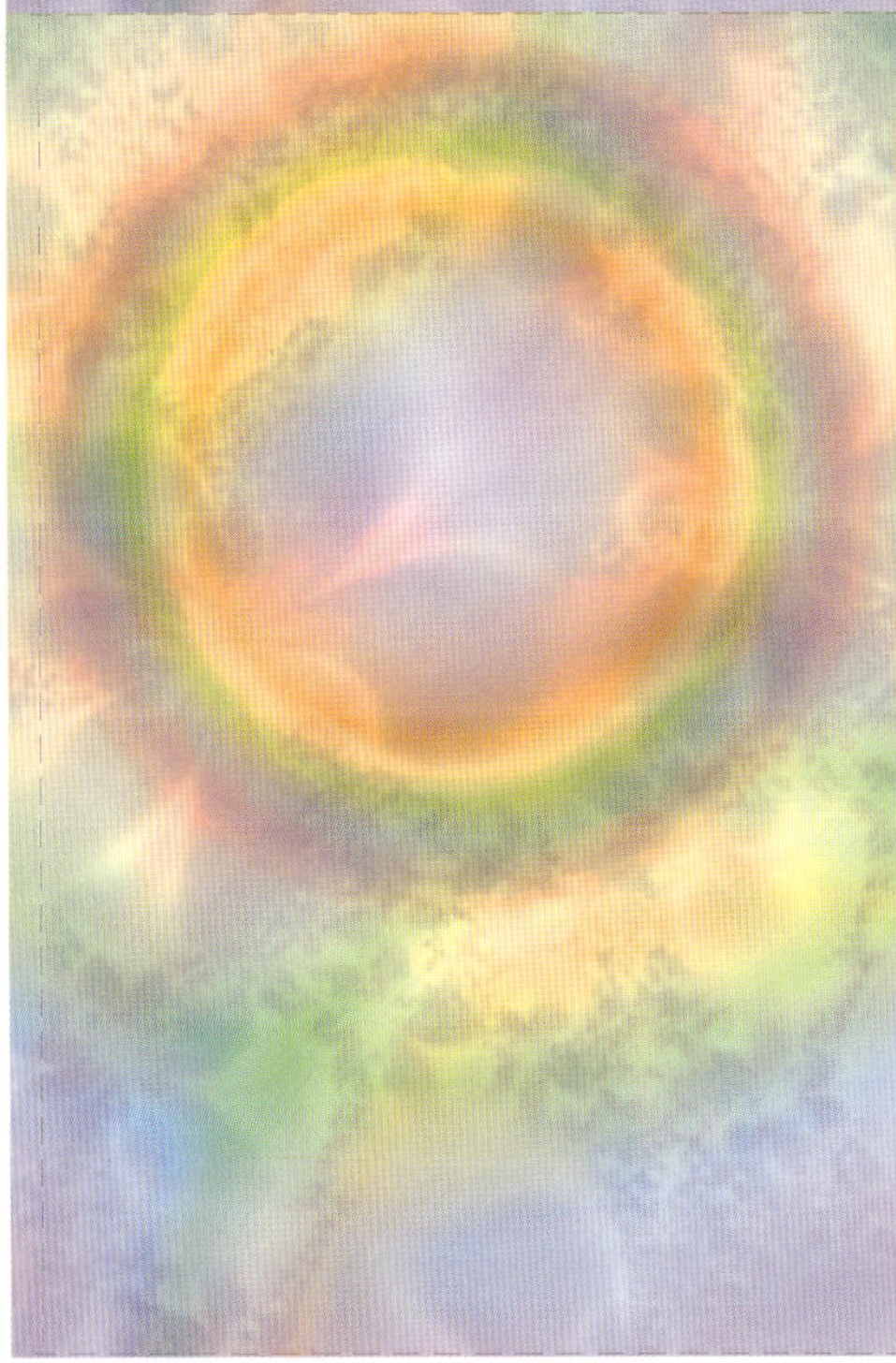
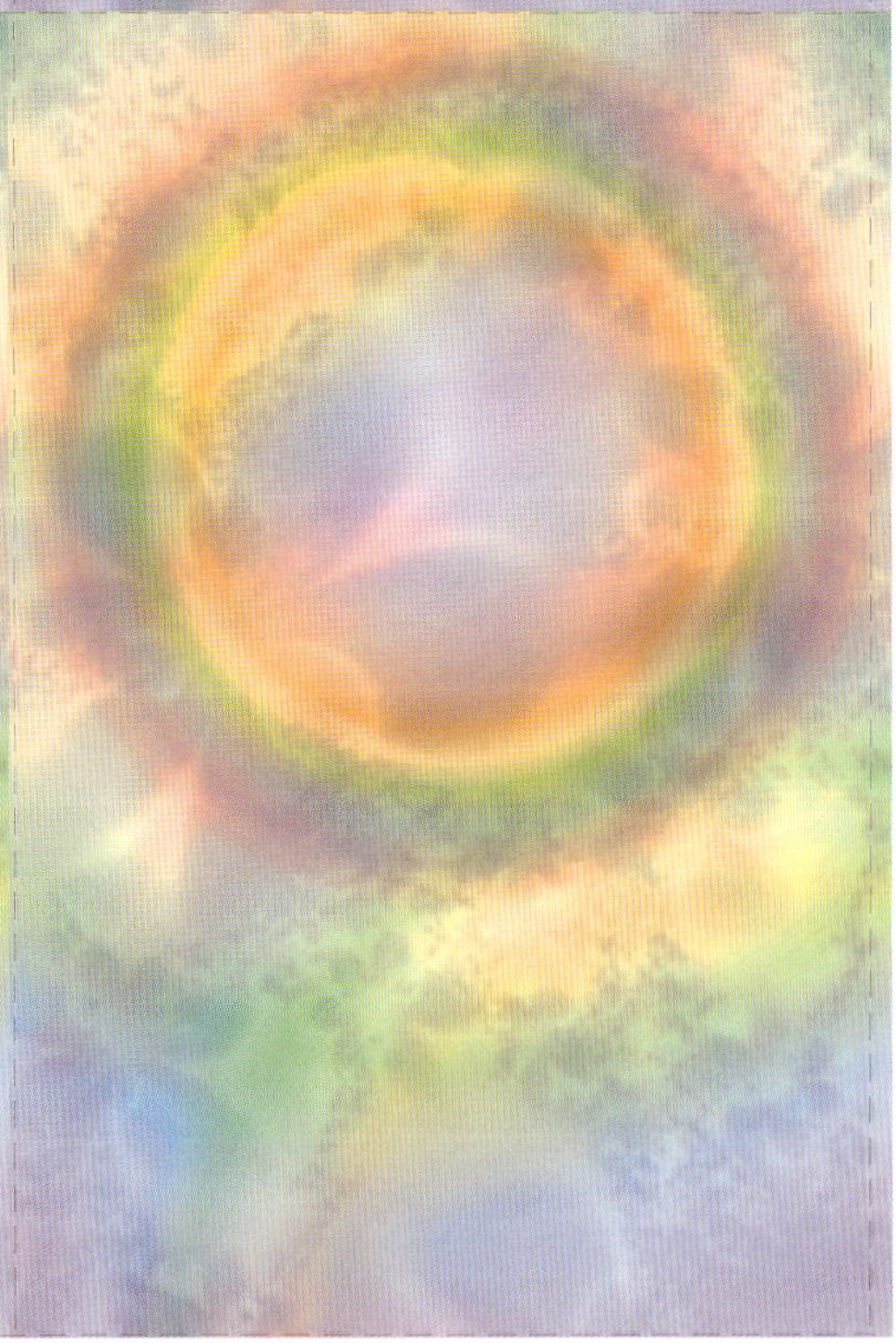

31

Base Note

パルマローザ

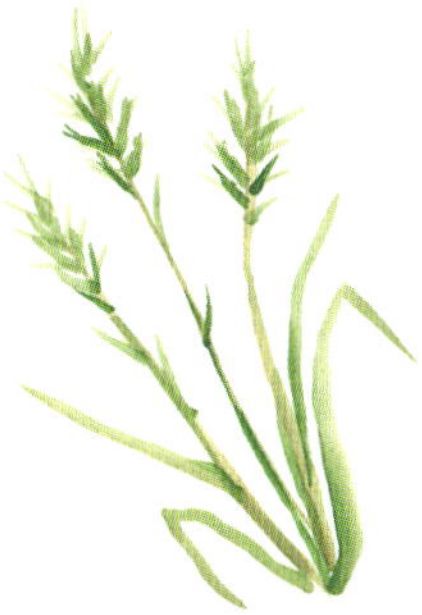

「プライド」

★喜びをシェアする楽しみに気付きましょう。
★自分自身や親しい人を深いレベルで信じましょう。
★プライドやエゴに関する問題が解決するチャンスです。

29

Base Note

スパイクナード

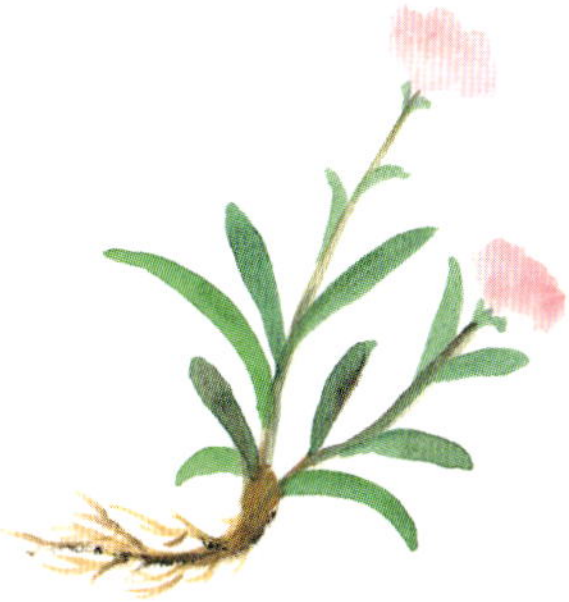

「人を育む」

★あなたには人を育成する能力があります。
★福祉・育児・教育分野における
オリジナルの考えを大切にしましょう。
★あなたの持つ有志の心（ボランティア
精神）を重要視しましょう。

32

Base Note

フランキンセンス

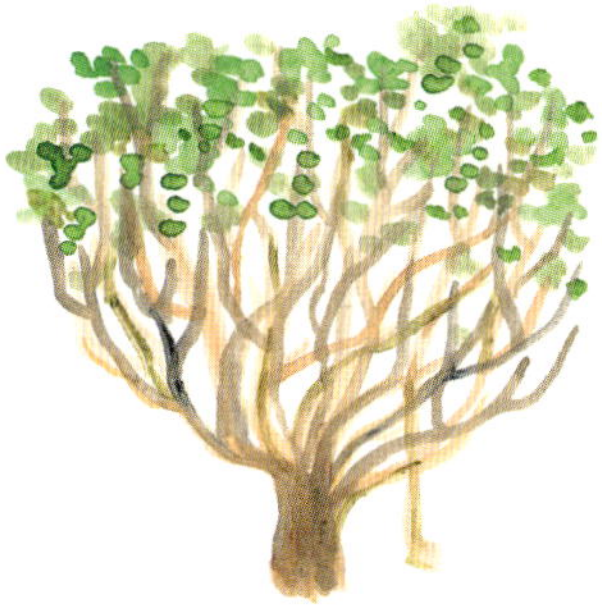

「高い神性」

★あなた本来の持つ高い
スピリチュアリティに気付きましょう。
★直感が鋭くなっています。
★スピリチュアリティが目覚めようとしています。

30

Base Note

パチュリ

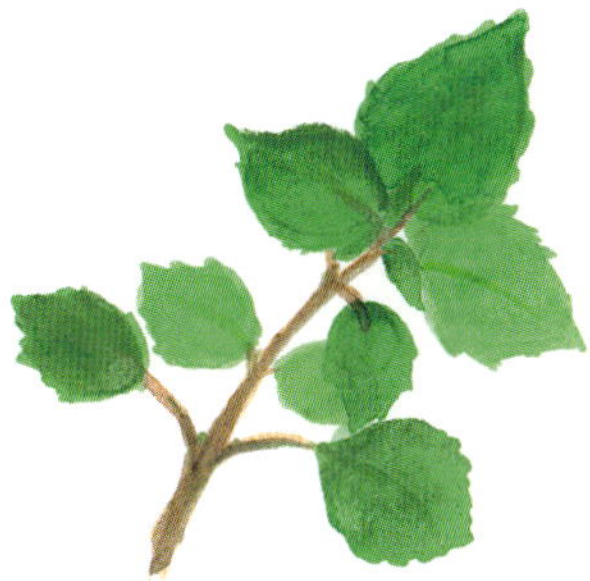

「今ここを生きる」

★今ここを楽しみましょう。
★今が一番大切であることを知りましょう。
★真のあなたらしさを満喫しましょう。
★過去や未来に意識を向け過ぎないようにしましょう。

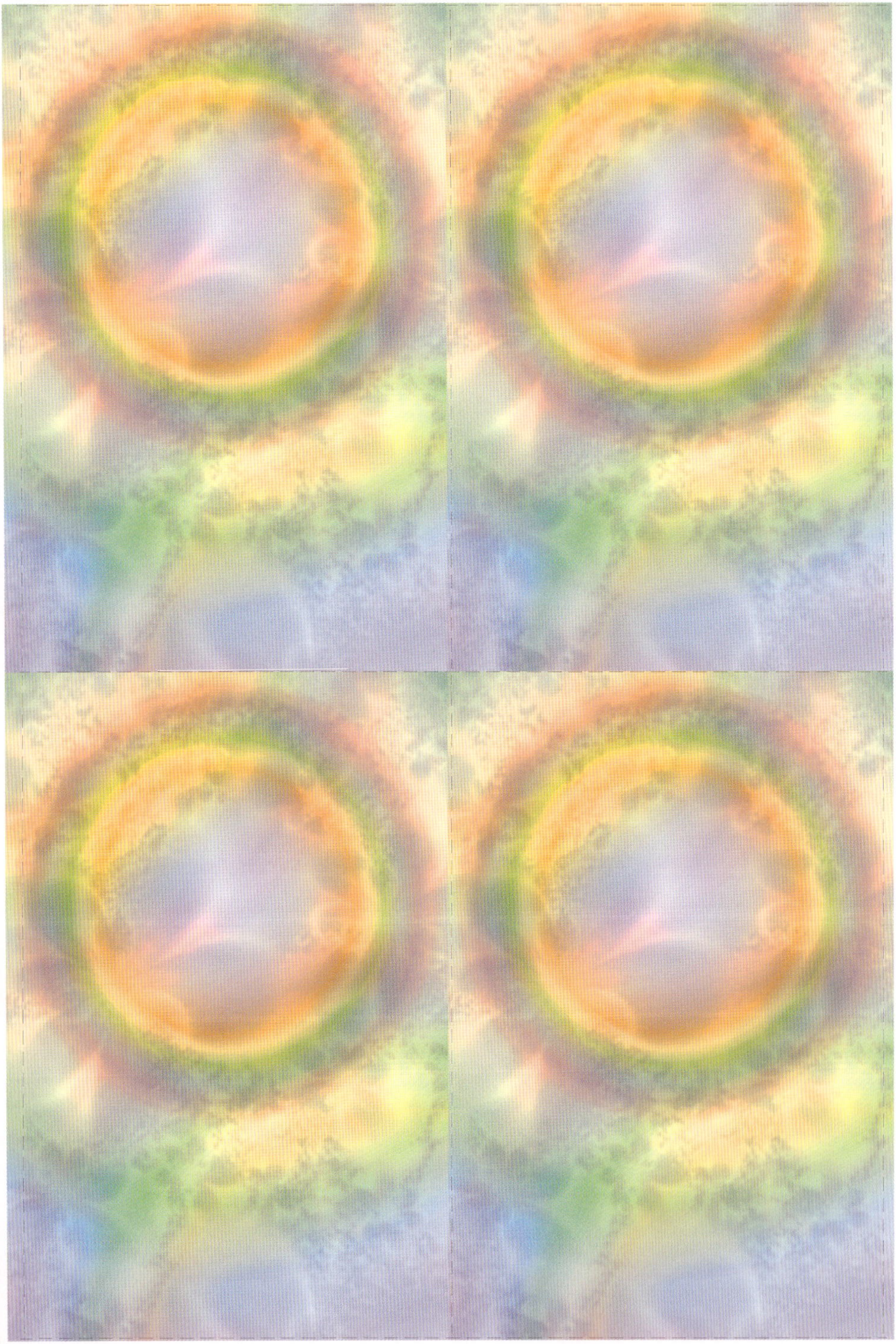

35

Base Note

ミルラ

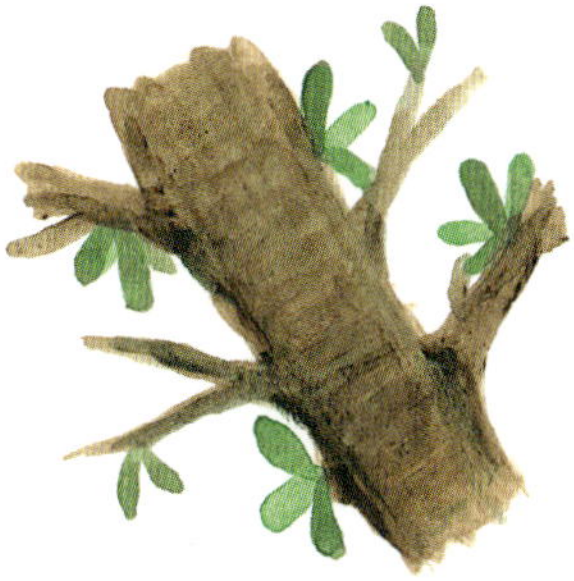

「自分の枠をはずす」

★あなたは自由な存在であることに気付きましょう。
★あなたの人生は他の誰にもコントロールできません。
★真の自分らしさとは何かを知る
チャンスが、訪れようとしています。

33

Base Note

ベチバー

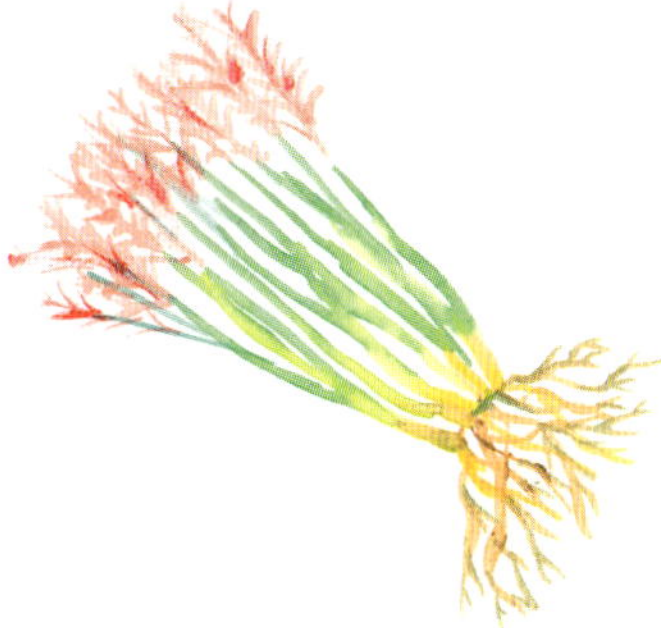

「再生」

★英気を養い、来るべき再生の時に備えましょう。
★あなたが消耗してきた力を取り戻しましょう。
★頭に浮かんでくるポジティブな発想を大切にしましょう。
★精神世界と現実は一体であることを知るでしょう。

36

Base Note

ローズウッド

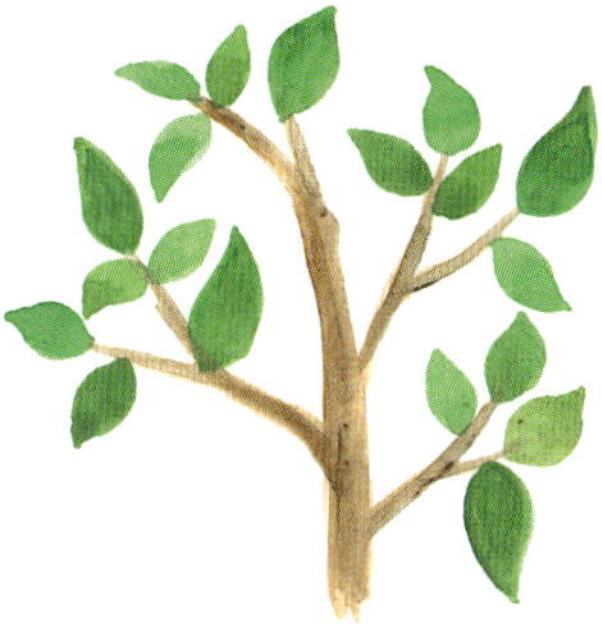

「優しさ」

★あなたは深い優しさを持った人です。
★自分の優しさを認めましょう。
★人や物を慈しむ気持ちを大切にしましょう。

34

Base Note

マヌカ

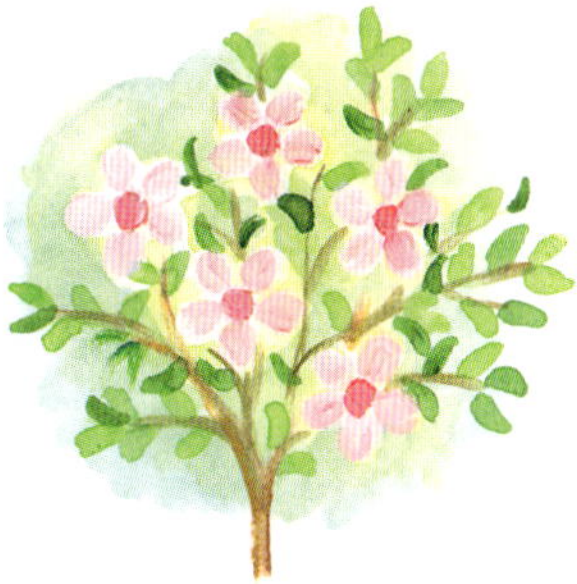

「守ること」

★エネルギーのバリアを意識しましょう。
★あなたらしく過ごせる環境を作りましょう。
★攻めることと同様に守ることが
重要であることに気付きましょう。

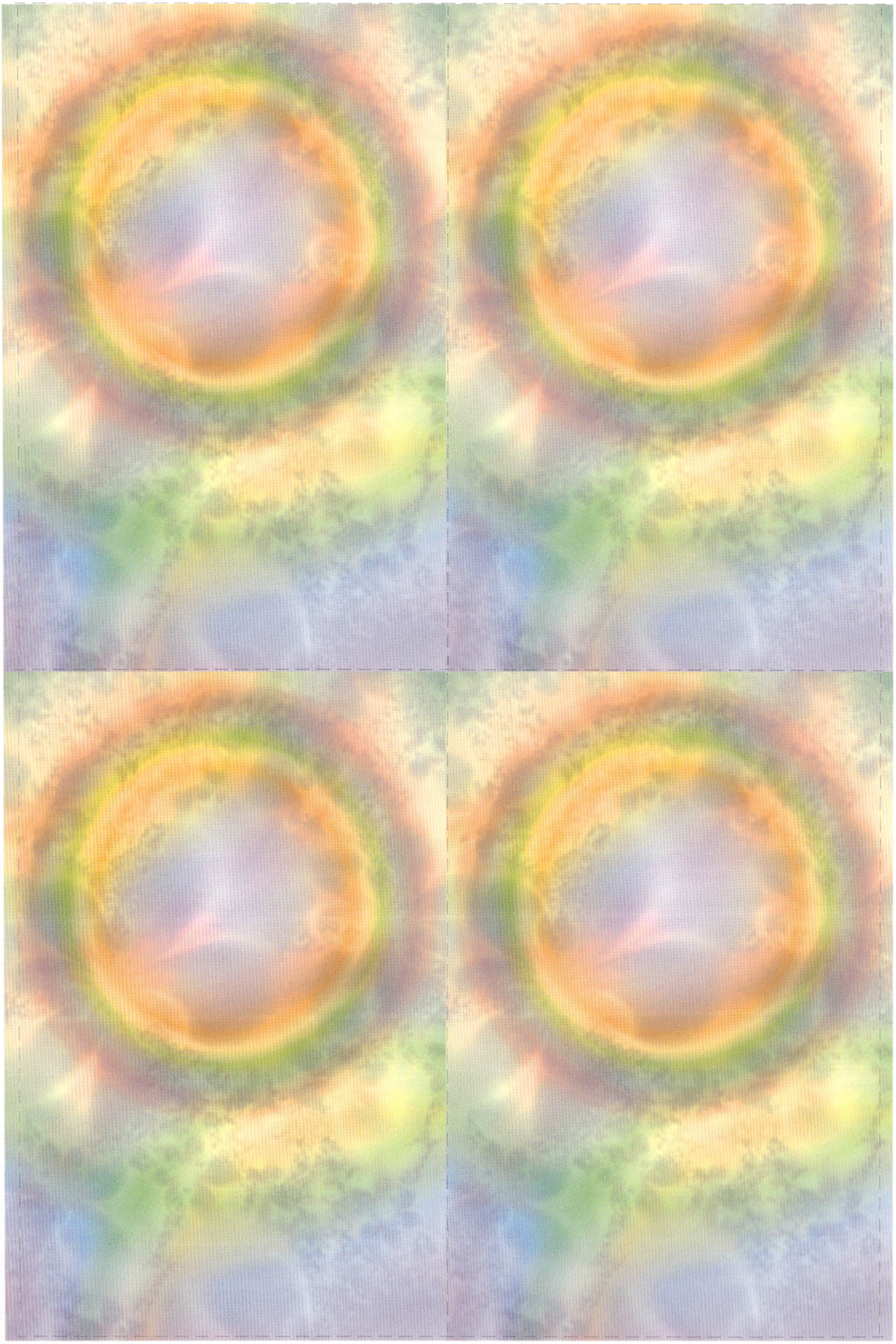

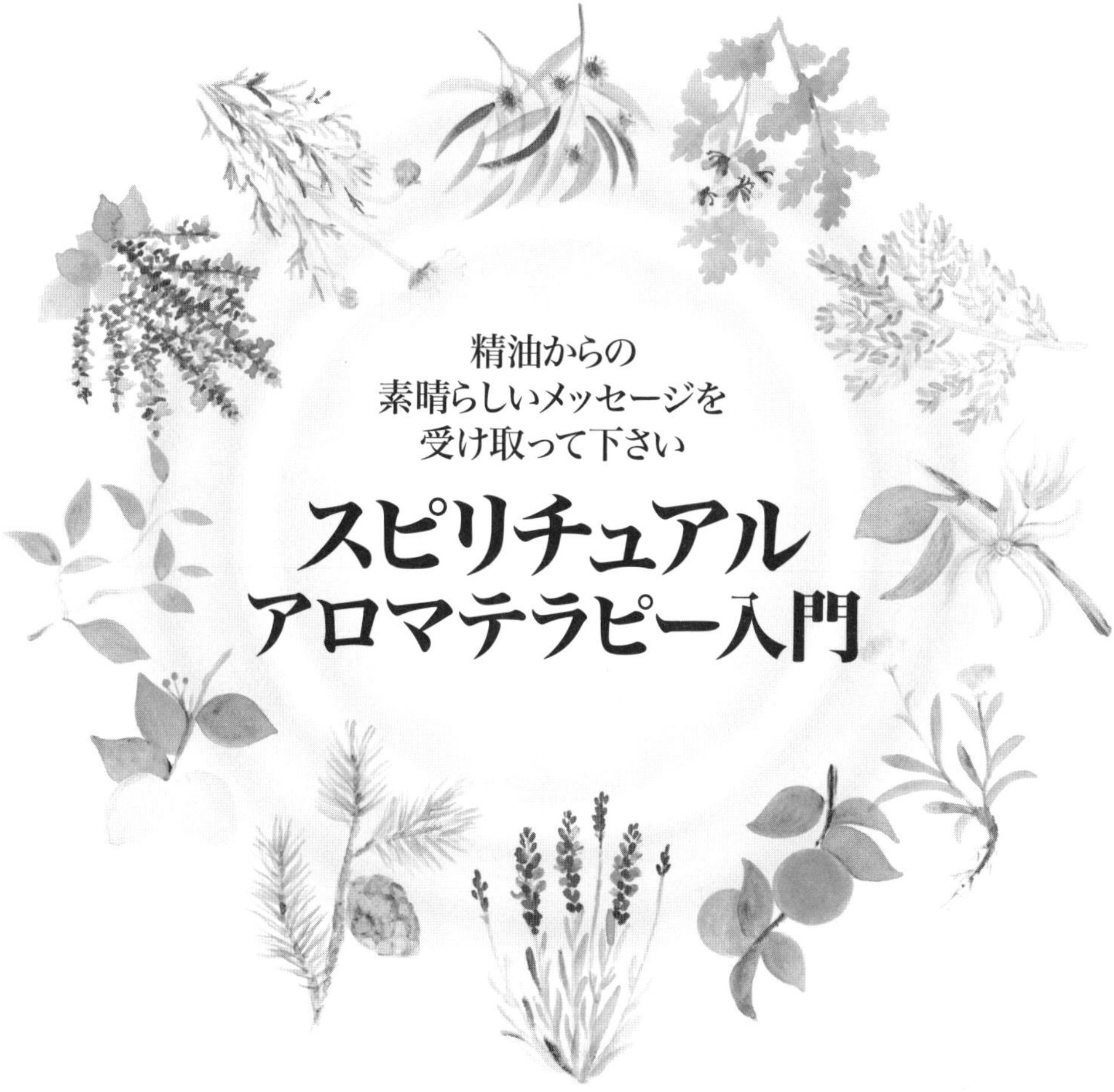

精油からの
素晴らしいメッセージを
受け取って下さい

スピリチュアル
アロマテラピー入門

アロマセラピスト&ヒーラー&薬剤師
吉田節子

BAB JAPAN

◉はじめに

『癒し』がわが国に広がった十年前に、取り入れられ始めたアロマテラピー。今やこの言葉を知らないという人は少ないのではないでしょうか。

アロマテラピーで使われる精油の中で一番ポピュラーなものと言えば、ラベンダーになるかと思います。

では、ラベンダーの作用は何ですか？と問われたら、あなたならどう答えますか？

きっと『リラックス作用』と答える方が多いのではないでしょうか。

私も、当然そうでした。でもある出来事をきっかけに、そんな風に答えることができなくなってしまったのです。

それはとても疲れていた日でした。アロマテラピーの講師活動が忙しくて自分の体調も管理できなくなっていた頃のことです。精油が癒しに使われることを頭では理解していたけれど、自分を癒すのに使えるなんて忘れてしまっていたある日、そばに置いてあった精油のふたを何気なく開けて香りを嗅ごうとした時のこと・・・・・私は精油の小瓶の中に込められていた精霊のような何かが出てきたように感じたのです。

まるで香りの毛布のような何層にも重なったベールに包まれた不思議な感覚と共に、『自分を癒すことを忘れてはならない』というメッセージを受け取った気がしました。

・・・ずっとそこにあった大きな何かに、初めて気づいた瞬間でした。香りに包まれながら涙が伝い落ちていくのを感じていました。

このことがあってから、精油の香りがいったい何を伝えようとしているのかを真剣に捉えるようになったのです。単に作用を覚えるのではなくて、香りを自分の感覚を頼りに直に感じるのです。それは『香り』というものに対しての意識の切換えでした。するといつしか、それぞれの香りから異なったイメージを受け取ることができるようになりました。

このことを伝えられたら多くの方に共感してもらえそうな気がして、また、きっと幸せな気持ちになれる人が増える気がしてこの本を書きました。

この本を手にとって頂いたということは、私が感じた精油の世界に興味を抱いていただいたということであり、そういった感性を持っていらっしゃるということに他なりません。この本に書いてあることが全てというわけではなく、ぜひご自身で実際に香りを感じて頂きたい。そしてあなたが感じた精油からのメッセージを大切にして頂きたいと思います。

自然からの贈り物である香りと、自然の一部として地球上に生きている人間との密接な結びつきを体感して下さったなら、著者としてこれ以上の幸せはございません。

２００８年５月　吉田節子

目次◉

第3章 36種類のスピリチュアルアロマ

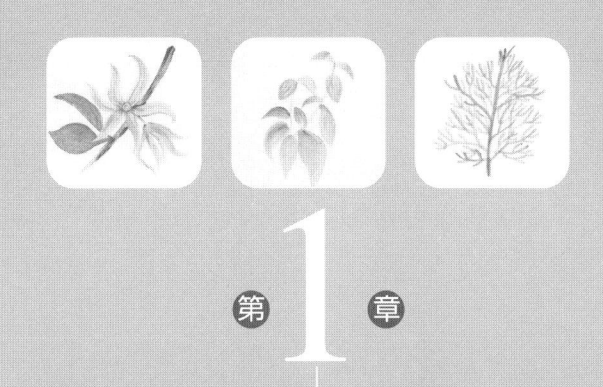

第1章

ようこそ スピリチュアルアロマ の世界へ

スピリチュアルアロマって、一体どういったものなのでしょうか？この章は精油がもともと持っているのに、目には見えないという理由で忘れ去られてしまっている、感性の旅への出発点となるでしょう。頭で考えるのを少しストップして、あなたの六感を通じて精油を感じてみましょう。ようこそ、スピリチュアルアロマの世界へ。

◉精油のスピリチュアリティを感じて

「精油とは植物から抽出された芳香物質である」――この定義を知っている人は多いはずです。実際に精油は、自然の植物から抽出された化合物が集まったものであることは間違いありません。しかし、精油の小瓶の中にはそれ以上の大切なものが含まれていると、私は確信しています。精油は英語でエッセンシャルオイル（essential oil）と言いますが、essentialとは「本質的な・本来の」という意味を持っています。つまり、精油には植物の本質＝魂が詰まっていると言えるのではないでしょうか。精油は魂であり、植物の本質を現したものである……この考え方を理解できたのはここ数年のことですが、植物の香りが語りかけてくるメッセージには、幼少の頃から気付いていました。このことを説明するためには、少し私の過去のことをお伝えしなければなりません。

もともと私は精油の化学的な側面を薬剤師として教えてきましたが、そのことになぜか疲れ切っていた時期がありました。アロマテラピーの検定試験問題集などを執筆しながら、精油のことを学術的に教えてはいましたが、自分自身を癒すことには無頓着だったのです。その日も精油に囲まれた部屋で、しかし精油のことは気にせずに過ごしていました。疲れ過ぎて涙を流すのも忘れて無気力になっていた私は、そう言えば部屋に並んでいる小瓶たちにリラックス作用があることをふと思い出しました。その頃は選ぶ気力もありませんでした。手に当たったラベンダーの精油瓶の蓋を緩めた瞬間、何かが感じ取れたのです。白いアロマのエネルギーのような、精霊のようなものに包まれた感覚を覚えました。そしてはっきりとこう聞こえたのです。

『自分のことを愛するということを忘れてはいけません』

私の頬を涙がつたい落ちました。――人は自分が対処できない大きな存在を感じた時、ただ感極まって泣くしかできないことを初めて知った瞬間でした。

そして次の瞬間、私の人生が一つの流れになっていることに気付きました。幼い時に熱中した遊びが公園の草花を磨り潰して友達に配る薬屋さんごっこだったこと。植物学者を目指していたのに薬学部に進学したこと。大学での専門に薬用植物学の教室を選んだこと。―なぜ私が薬用植物の分野から離れなかったのか。それは植物と一緒にいると純粋に心が嬉しかったからだったのです。薬用植物の香りからいつも励ましのメッセージをもらっていたことに、この時ようやく気がつきました。

スピリチュアルアロマの誕生

私はアロマテラピーの化学だけを教えていたことを、植物に申し訳ないと思うようになりました。植物にとっての化学成分とは、人間に置き換えれば体の構成要素を語っているに過ぎません。化学や薬草学を教えるのであれば、その奥にある見えないことも知っておくべきだと感じました。

やがて、まだあまり知られていない植物の香りが伝えてくれるイメージを、もっと多くの人に感じてもらいたいと考えるようになりました。そして、一つひとつの精油の歴史的背景や言い伝えなどを加味しながら、私自身が体感してきた精油からのメッセージを一冊の本にまとめました。それが本書であり、スピリチュアルアロマカードです。カードには、36種類の精油一つひとつから受け取ったイメージから湧き出た概念を、メッセージとして添えました。できる限り混じりけのない精油のエネルギーを感じたかったため、これらの精油は全て１００％ピュアナチュラルなものを使い、全て水蒸気蒸留法あるいは圧搾法で採取されたもののみを対象としています。

なお、精油の香りから得られる感じ方や受け取り方はその人の直感が第一に優先されるべきだと考えています。受け取ったメッセージに正解・不正解はありません。あなた自身が感じたイメージが一番大切であり、あなたにとっての正解なのです。カードに書かれた著者の言葉はあくまでもアドバイスです。絶対的な言葉と考えずに、みなさんも自由に精油の香りを嗅いで、ぜひご自身が精油からのメッセージを受け取ってみて下さい。子供の頃に何気なく感じ取ることができた植物からのメッセージを、今でも充分に感じ取れることを実感してみましょう。

精油の作用と使用上の注意

アロマのスピリチュアルな話題に入る前に、精油について簡単に説明しましょう。

アロマテラピーに欠かせない精油（エッセンシャルオイル）は、野生植物または栽培された植物から抽出されたものです。精油は種類の異なる多くの有機化合物の集まりであり、アルコール類、エステル類、ケトン類、酸類など、実に数十から数百種類の多くの成分から構成されています。精油は大変デリケートで、成分同士が複雑なバランスを保っており、その精巧なバランスが治癒力と芳香性を生み出すとも言われています。

「精油」と一言で言っても、現在では150種類以上の植物がアロマテラピー用に世界各地で生産されています。ぜひいろいろな形で取り入れて自分にあった精油を見つけて下さい。

◆精油の作用

・バランスの悪くなった体の機能を正常に働かせ、免疫力を高める。
・鎮静作用、抗菌作用などの各成分の薬理的な作用。
・細胞の老化防止や肌を活性化させる。
・心身の不快症状を和らげる。
・ストレスや疲労などを軽く感じさせる、など。

◆精油を使う時の注意

・精油は自然成分と言っても、高濃度に濃縮されています。原液を飲んだり、肌につけたりしないで下さい。

・目、目のまわり、唇、その他粘膜質の部分には、希釈したものであっても使用しないで下さい。
・3歳以下の乳幼児へは、マッサージやお風呂等での使用は避けましょう。
・誤飲・誤用を防ぐため、子供の手の届かない所に保管して下さい。
・使用の際には火気に注意して下さい。
・酸化を防ぐため、使用後はすぐにふたを閉めて下さい。保管する際はふたをしっかりと閉め、直射日光・高温多湿な場所は避けましょう。
・ボトルに記載されている品質保持期限内に使用して下さい。開封後はできるだけ早く使用しましょう。精油は天然物のため、時間の経過とともに成分が変性・沈殿したりすることがあります。
・精油を使ったトリートメントを行う場合には、敏感肌の人、アレルギー体質の人、15歳以下の子供は濃度を薄めて試してみましょう。作成したトリートメントオイルを前腕部の内側に少量塗布し、24～48時間放置して、肌に異常が起こらないか確認してください。
・妊娠中は身体がとてもデリケートになっています。精油の使用には充分注意し、使用できる精油を専門家などに聞いて確認してから利用しましょう。基本的には、香りを嗅いで楽しむ以外の方法は避けたほうがいいでしょう。特に以下の精油は使用を避けるようにしてください。

サイプレス／シダーウッド／シナモンリーフ／ジュニパー／セージ／タイム／バジル／ヒソップ／フェンネル／ペパーミント／マジョラム／ローズマリー／ミルラなど

・授乳婦や高齢者、体調の悪い人など、香りに対して敏感になっている人は、体調を充分考慮した上で使用して下さい。

・精油の中には、精油を皮膚に塗布した状態で日光を浴びると、紫外線により皮膚と精油が反応し、紅斑や色素沈着などを引き起こす可能性がある成分を含むものがあります。ベルガモット、オレンジ、レモン、グレープフルーツなどの柑橘系の精油に含まれる成分にこの作用がありますので、トリートメントに使用した後は直射日光に当たらないようにしましょう。

・100％ピュア（純粋）な精油を選びましょう。ポプリの原料や香水、芳香剤として売られているものは、精油に強い合成香料やアルコールなどを加えて商品化しているため、精油本来の作用を得ることができない上、肌のトラブルの原因となりますので注意しましょう。

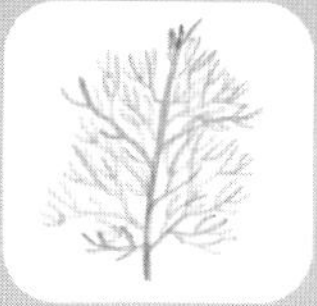
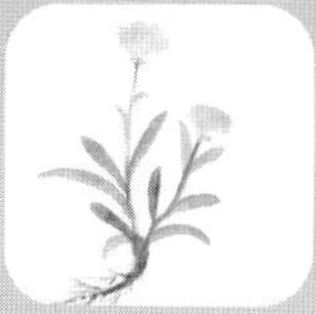
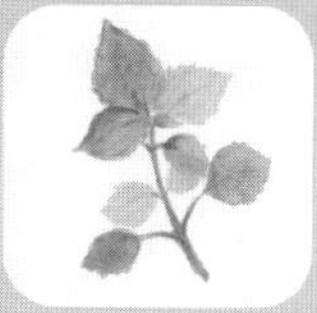

第2章

スピリチュアルアロマカードの使い方

ここでは本誌のスピリチュアルアロマカードの使い方をご紹介します。振り子（ペンデュラム）やOーリングを利用して目に見えない力を感じてみましょう。またエネルギーワークに不可欠な浄化法もご紹介しています。

スピリチュアルアロマカードとは

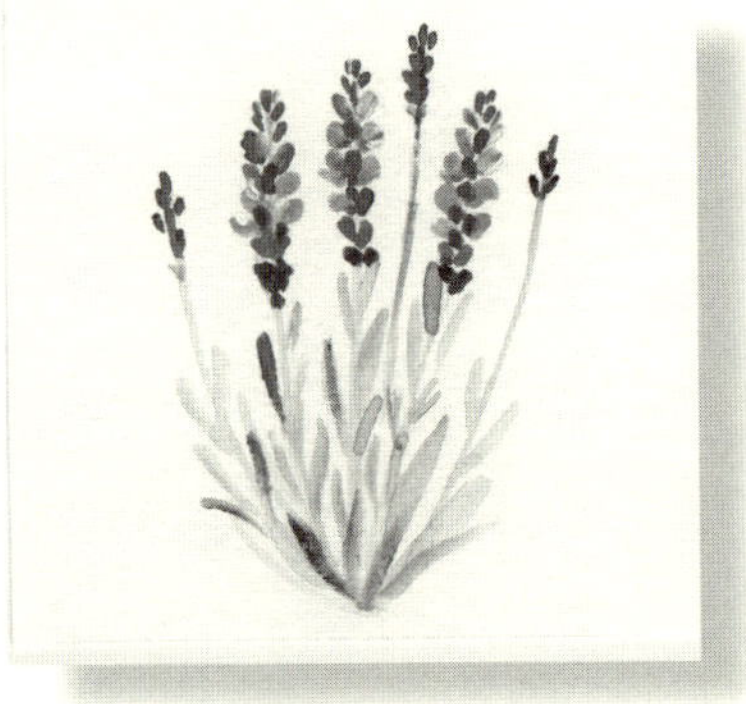

スピリチュアルアロマカードとは、36種類の精油それぞれから得られるメッセージをカードにして表したものです。一つひとつの精油の特性や各植物の歴史的背景を元に、私自身が精油から受け取ったメッセージが記されています。いずれもアロマテラピーの分野で広く使われており、比較的簡単に手に入れることができる36種類の精油を選びました。

このカードを使って、今日の自分に最適な精油を誰でも簡単に選ぶことができます。また、精油に添えられているメッセージを読むことで、今の自分に必要な何かが見えてくるでしょう。また、選ばれた精油の香りを嗅ぐことにより、肩の力が抜けてリラックスできたり、元気をもらったように感じることもあるはずです。

さらに、第3章に記された各精油の詳しい解説を読むことで、精油のスピリチュアルな側面をより深く理解することができます。精油の基本情報や主な作用なども記してありますので、カードで選ばれた精油を活用する際の参考になるでしょう。

このように、精油からのメッセージを感じ取って活用したい時のツールとして、自由に使うことができます。

こんな時に使おう

・今日の自分をサポートしてくれる精油を選びたい時
・直面している問題の解決に通じるアドバイスが欲しい時
・自分だけのオリジナルアロマをブレンドするのに最適な精油をみつけたい時、など。

大切なことは、精油からのエネルギーを『感じる』ことです。頭で精油の効能を理解するのではなく、その香りに包まれた時に自分がどのように感じたのかを、ぜひ体感して下さい。メッセージを受け取ろうと無理に思考を鋭敏にしてしまうと、精油が純粋に伝えたかったエネルギーを感じ取ることができません。頭で受け取るのではなく、五感で受け取ってみましょう。

また、精油の原料である植物の姿・形にも意味があります。例えば、果実から採れる精油であれば「結実・現実化」など思考が現実へと具体的に導かれるエネルギーが流れています。カードの絵からもエネルギーを感じ取ってみましょう。

香り・カードのイラスト・メッセージ――いずれにせよ、あなたに必要なものが選ばれ、あなたの手元にやってきたのです。あなたを手助けしたいと待っていた精油があなたに選ばれたのです。充分に精油のエネルギーで満たされて、精油を感じてみましょう。

◉カードを使う前に

ここでは、スピリチュアルアロマカードを使う前の準備として、空間と意識の整え方について説明します。空間と意識を整えていくことにより、質の高いリーディングが可能になりますので、カードを使う前に試してみるといいでしょう。

◆一人で落ち着ける空間を作る

カードリーディングを行う時に大切なことの一つは空間です。誰にも邪魔されない、一人だけの空間を用意しましょう。質の高いリーディングを行うために、家族やペットが不意に入ってこないように気を配る必要があります。携帯電話もリーディングの間は切っておきましょう。そして、ゆっくりとリラックスして、自分の内側に意識を向けていきます。

また、良質な水分を多めに取るよう心がけましょう。水分を多く取ることによって、周りのエネルギーの変化やメッセージを受け取りやすくなります。*ライトワークをする前に、天然水などを飲むようにするとよいでしょう。コーヒーや炭酸飲料などの嗜好品は避けましょう。

◆部屋のエネルギーを整える

読みかけの雑誌や食べかけのお菓子などが散乱している場所は、エネルギーの流れが良いとは言えません。気持ちが落ち着くまで、ある程度部屋を整頓することは大切です。部屋の中がすっきりすると、何だか空間が明るくなったように感じませんか？　整理整頓や掃除もエネルギーの流れに関与するのです部屋が片付いたら、後に紹介しているセージの葉を燃やした煙で部屋を燻したり（スマッジング）、イメージによる空間の浄化を行ってもいいでしょう。全てを行う必要はありませんが、視覚的にも感覚的にも、部屋がすっきりしたと感じられることが大切です。気持ちの良い空間でカードを選びましょう。

場所の浄化

浄化とは不浄なエネルギーを消失させたり、過剰に溢れている不要なエネルギーを抜き取ることを指します。最適なカードや精油を選ぶにあたり、自分が使いやすい浄化方法を何種類か知っておくと役に立つでしょう。

浄化法には、国や地域、人種によって実に多くの種類がありますが、その中でも強力で簡単に行える、比較的ポピュラーなものを紹介しましょう。

スマッジングする

もともとネイティブインディアンが行っていた浄化法です。乾燥させたホワイトセージの葉に火をつけて十秒たったら火を吹き消します。すると煙が出てきますので、手や鳥の羽で扇ぎながら部屋の四隅に煙が行き届くようにします。部屋中にまんべんなく行うことができたら完了です。

非常に強力で効果が高いので、部屋がとってもスッキリします。ホワイトセージと共に、パインやジュニパーといった木の枝が一緒になって、紐で縛られたスティックとして売られていることもあります。

なお、火気にはくれぐれも注意して行いましょう。

天然塩・岩塩を部屋の四隅に置く

天日で乾燥された自然の塩なら何でもいいのですが、一番効果的なものはヒマラヤ岩塩です。部屋の四隅に小皿に入れて置いておくと、それだけで場の浄化になるのでとても簡単です。塩による浄化は適応範囲が広いため、場所を清める以外にも物や人にふりかける風習が今も残っています。

クリスタルを置く

クリスタルはそれ自体が強力な浄化力を持っているので、部屋の四隅や玄関に置いておくだけで浄化になります。特に自然に結晶化された状態（クラスター）のものは浄化力が非常に強いとされています。最近では厄除けグッズとしてもよく知られるようになりました。

浄化スプレーを使う

浄化作用のある精油やフラワーエッセンス*を配合した浄化スプレーは、四大元素（火・水・地・風）を呼び込み、自然の力を借りた浄化を促進します。部屋に自然のフレッシュなエネルギーを手軽に取り入れて場を整えるので、とても清々しい環境を作ることができます。安心できるメーカーのもので、人工香料などが入っていないものを購入するとよいでしょう。

イメージによる空間の浄化

目を閉じてゆっくりと深呼吸を数回行います。気持ちが落ち着いたら以下のイメージをしていきましょう。

「あなたの周りを白い光のカーテンが時計回りにくるっと一周していきます。あなたの両手の上には鏡張りのサッカーボール（20面体）がのっています。やがて、あなたの頭のはるか上方から真っ白のきらびやかな光が舞い降りてきます。白い光はカーテン内を満たしていき、やがてサッカーボールに反射して、カーテン内は白い光でいっぱいになっていきます。」

最初は時間がかかるかも知れませんが、自分のペースでイメージしましょう。イメージが充分にできたら、ゆっくりと意識を今に戻して、目をあけましょう。

◆センタリングの瞑想

空間のエネルギーが整ったら、今度は自分の意識を頭ではなく、体の真ん中に持っていきましょう。現代人はとかく思考中心となりがちで、意識が頭に上がっていることが多いのです。質の高いリーディングを行うために、意識を体の真ん中に持っていくための瞑想を紹介します。

センタリング瞑想

目を閉じて、浄化の深呼吸を3度行います。息を吸う時には、キラキラの宇宙の澄み渡ったエネルギーが鼻からたくさん入ってきて、そのエネルギーが身体いっぱいに広がって取り込まれ、やがて不必要なもの全てが押し出されて、口から一気に吐き出されることをイメージしましょう。そして、以下の言葉を頭の中でイメージして下さい。

「あなたの頭のてっぺんから、細く白い光の糸が上に向かって伸びていきます。その糸は天の一番高い所をめざして伸びていきます。やがて糸は、天の中心と結びつきます。あなたは天と繋がっています。

次にあなたの足からは、白い光の帯が出てきて、下に向かって伸びていきます。その光の帯は地表を突き抜けて、地中の深い所めざして伸びていきます。

やがてあなたから出た光の帯は、地球の最も深い所である地球の中心と繋がっていきます。あなたは地と繋がっています。

あなたは天とも地とも繋がっています。そしてその中心に存在していると、心の中で宣言して下さい。あなたは今ここに存在しています。それではゆっくりと目を開けて下さい。」

センタリング瞑想を行なう時には、エネルギーの流れを整えるためにも姿勢が重要です。椅子に腰掛けている状態であれば、足をしっかり地面につけて背筋をのばすようにしましょう。また椅子の背もたれの部分には背中が当たらないように、浅く腰掛けるように心掛けましょう。

最初は少し時間がかかるかも知れませんが、慣れてくると空間の浄化とセンタリングを合わせても5分程度でできるようになります。

空間の浄化とセンタリングがきっちりとできるととても気持ち良く、また、今の自分に最適なカードを簡単に引けるようになってきます。面倒かも知れませんがぜひやってみましょう。

◉カードの使い方

それではカードの使い方を説明しましょう。まず、巻頭に備え付けてあるカード台紙から、カードを1枚ずつ丁寧に切り離して下さい。

カード表面（イラストが描かれている側）の色分けは、香りの揮発性（ノートといいます）によって3色に分けられ、黄色がトップノート、水色がミドルノート、ピンクがベースノートを表しています。各ノートごとに12種類ずつの合計36種類となっており、ノートの分類は一般的なものを使用しています。36枚を混ぜた中から1枚を選ぶ方法もありますし、香りを組み合わせたい場合などは各ノートから1種類ずつ選ぶことも可能です。32ページから使用方法を解説していますので、使いやすい方法をその都度選択して下さい。ノートとは19世紀フランスの調香師ピエッスが考案した、香りの分類法の一つです。香水はつけた直後としばらく経ってからでは香りが変わってくることに着眼して、調合された香料を揮発性（空気へ蒸発するまでの時間＝揮発時間）を基にして、以下のように分類したものです。

◆香りのノート（揮発性）の分類

①トップノート ―『上立ち』～30分以内

・揮発性が高くすぐに空気中に飛ぶ。
・フレグランスの第一印象を決める。
・シャープな香りで目立つため少量使用すると良い。
例：シトラス・グリーン・フルーティノート

②ミドルノート ―『主香』～2時間以内

・中程度の揮発性・保留性
・フレグランスの骨格となる香り
・一般にブレンドの50％～を占める。
・暖かく丸みがあり豊かな香りが多い。
例：フローラルノート

③ベース（ラスト）ノート ―『後残り』～数時間後

・揮発性が低く保留性が高い。
・安定的に香りが持続し感情的・精神的に作用する。
・スローダウンさせる香りで瞑想的で静かな感じの香りが多い。
例：ウッディー・ムスキー・アニマリック・バルサミックノート

完成度の高い香水は、3つのパートが偏りなく効果的に融合したものと言えます。なお、揮発性の基準は絶対的なものではなく、文献により若干異なっているようです。以下の表は、著者の主観性で区分したものですので参考になさって下さい。

＜ノートの分類＞

分類	精油	
トップノート	オレンジスイート グレープフルーツ ティートリー バジル プチグレン ペパーミント	マンダリン ユーカリ ラベンサラ レモン レモングラス ローズマリー
ミドルノート	カモミールローマン クラリセージ サイプレス ジンジャー スイートマージョラム ゼラニウム	ネロリ パイン ブラックペッパー マートル ラベンダー ローズオットー
ベースノート	イランイラン サンダルウッド シダーウッド シナモンリーフ スパイクナード パチュリ	パルマローザ フランキンセンス ベチバー マヌカ ミルラ ローズウッド

④すべてのノートをカバーする精油

貴重で高価な精油には、1種類でトップからベースノートまでを全てカバーする精油もあります。これは精油自身の中に多くの種類の化学成分が含まれているためだと言えます。

例：ローズ　（トップ～ベース）
イランイラン　（ミドル～ベース）

では、具体的にカードの使い方を解説しましょう。

◆カードだけを使う方法

①1枚引き

今の自分に最適な精油を選びたい時、特定の精油からのメッセージを受け取りたい時に

1. 気持ちを静かに落ち着かせながら、テーマをできる限り明確にして心の中で唱えます。例えば「今日の私にとって最適な精油はどれですか？」などと心の中で唱えてみましょう。この時、カードは両手に挟んで胸の辺りに持っていきます。カードにテーマを言い聞かせるようにするとよいでしょう。

2. カードを裏向きにしてテーブルに広げ、その中から直感で1枚選びます。頭では何も考えないようにしながら、最初にピンと直感で感じたものを素直に選ぶように心がけましょう。

②ノートごとに3枚引き

今の自分に最適な精油をいくつか選んでブレンドしたい時に

1. トップ・ミドル・ベースの各ノートごとにカードを分けます。3種類のノートから1種類ずつ選ぶことを心の中で明確に意識付けしましょう。

2. 心の中でテーマを唱えます。例えば、「今の自分をサポートしてくれる手作り香水を作る」というテーマの場合、トップノートのカード12枚を胸元に持ち、「今の自分にとって一番必要な精油は、このトップノート12枚のうちどれですか？」というように心の中で唱えます。

3. トップノート12枚のカードを裏向きにして広げ、そこから直感で1枚を選びます。大切なことはいかにテーマを明確に意識付けするかです。心の中できっちりと宣言しましょう。

4. ミドルノート・ベースノートについても同様に行い、最適なカードを選び取りましょう。選んだ3つの精油をブレンドして香りを楽しむことはもちろん、今のあなたに最適なオリジナル香水やトリートメントオイル、スプレーや化粧品を手作りすることができるでしょう。また、3枚のカードの意味を読むうちに、今のあなたに必要な考え方や概念が顔をのぞかせるかも知れません。

◆ペンデュラムと組み合わせて使う方法

ペンデュラムとは？

ペンデュラム（pendulum）とは、ダウジング*に使用する振り子のことを言います。種類は様々で、クリスタルや天然石にチェーンが付いているものやクロスの形をしているものなど、見ているだけでも楽しいものです。何種類も一度に手に入れるよりも、一つずつ仲良くなって、そのペンデュラムの振れ方のクセを理解していく方がいいでしょう。

お気に入りのペンダントトップが左右対称なものであれば、その先にチェーンを付けてオリジナルのペンデュラムを手作りすることもできます。

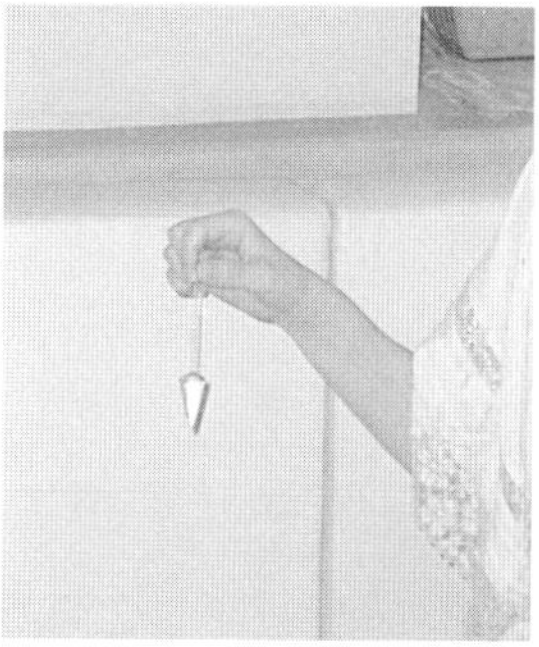

ペンデュラムを使う様子

ペンデュラムは基本的に右手で持つようにします。左利きの人も原則右手で持つようにします。チェーンが10cmくらいの短いものなら、親指と人差し指でつまむように持ちます。20cmほどの長いものなら、人差し指に数回、内側から外側に向けて巻きつけて長さを調節して下さい。この時、決してチェーンが重ならないように注意して下さい。巻きつけた時に余ったチェーン部分は中指・薬指・小指で握ります。

ペンデュラムが上手く持てたら、今度は動きを覚えさせてみましょう。縦ゆれ・横ゆれ・時計回り・反時計回りの4つの動きを、声に出

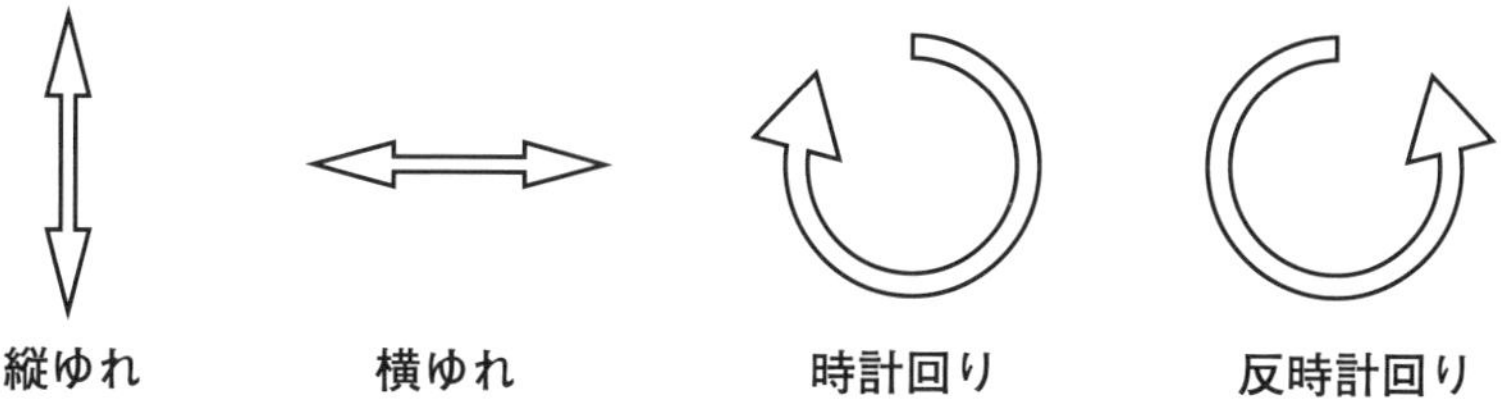

しながらゆっくりと、少しオーバーに揺らしながら教えてあげましょう。そして、自分のYESのサインとNOのサインを確認してみましょう。人それぞれサインは異なります。振り子の動きをよく観察してみましょう。

初めのうちは、はっきりと声に出してペンデュラムに質問することをお勧めします。

ペンデュラムと組み合わせたカードの使い方

1. ゆっくりと気持ちを落ち着かせながらカードを裏向きにし、円形に並べます。この時、各ノートごとにカードを分け、3回に分けた方がやりやすいでしょう。
2. カードを円形に並べたら、中心の部分にペンデュラムを垂らします。そして「この中で今日の私に最適な精油は何ですか?」など、テーマを唱えます。すると、ペンデュラムは周ったり、ある方向ばかりに強く揺れるように動き出すはずです。
3. ある程度カードの目星が付いたら、そのカードの上にペンデュラムを持って行き、「これですか?」とペンデュラムに聞いてみましょう。そのカードの上でYESの動きをしたら、その精油が選ばれたということになります。各ノートごとに行う場合は、残りのノートについても同様にペンデュラムを使用しましょう。

ペンデュラムが動くのは、不可思議な超常現象ではありません。あなたの内側に眠る潜在意識のエネルギーが右腕を通ってペンデュラムを伝い、運動エネルギーに変わるために動くのです。コツは頭で考えないようにすることと、「こうだったらいいのに」という強い思いを抱かないことです。精神的にも落ち着いた状態で行いましょう。

◆O（オー）リングと組み合わせて使う方法

O-リングとは？

O-リングは筋反射テストの1つで、人間の筋肉が肯定的なエネルギーの中では収縮力が増し、逆に否定的なエネルギーの中では力が入らずに収縮力が弱まることを使ったテストです。

誰でも、自分を温かく支えてくれる人からの熱い応援を受けると、全身にグッと力がみなぎってやる気になる感覚を体験したことがあるはずです。人の体を構成する筋肉の一つひとつが、そういったエネルギーに影響を受けていると考えればわかりやすいでしょう。

O-リングと組み合わせたカードの使い方

1. 36枚のカードを2つの山に分けます。
2. 左手の親指と小指で輪を作ります（どの指で輪を作るかは諸説あるようです）。輪を作った状態で、カードの一方の山に、「今日の私に最適なカードはこちらの山に入っていますか？」など、テーマに沿ったカードがその山に含まれているかどうか聞きます。
3. 右手の人差し指で輪を開かせるようにします。右手の人差し指で輪の中心を内側から外側に向かって勢いよく引っ張りましょう。ＹＥＳの場合は筋肉が強くなっていますので、簡単には輪は崩れません。一方、ＮＯの場合は輪が崩れるのです。ＹＥＳの山をまた2つに分けてさらにカードを絞っていき、最終的に1枚を選ぶという方法です。

Ｏ－リングは誰にでも簡単にできますが、筋肉をニュートラルに保つ（過度に緊張していない自然な状態）のが得意な人と、なかなか上手くいかない人に分かれるようです。また、何度か行ううちに筋肉の力加減がわかるようになるので、まずは実際に試してみましょう。

◉使い終わったカードの保管方法

使い終わったカードには感謝の気持ちを伝え、いつも同じ場所に保管するようにしましょう。カードを落ち着いた場所で休ませておくのです。持ち歩く場合は、布製のポーチに入れたり清潔な布を用意してくるんでおきましょう。

時々、セージの煙で燻したり、※クリスタルクラスターの上に置くなどの浄化法を行って、常にピュアなエネルギーが流れる状況を作っておきましょう。

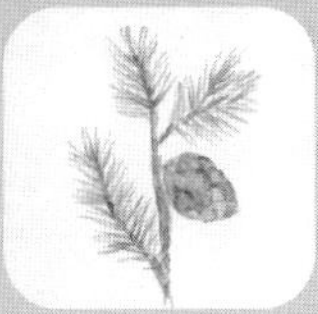 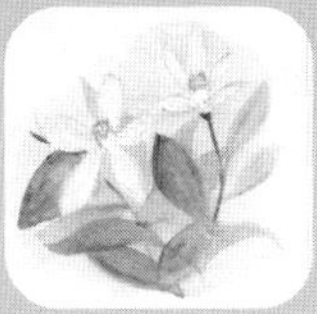 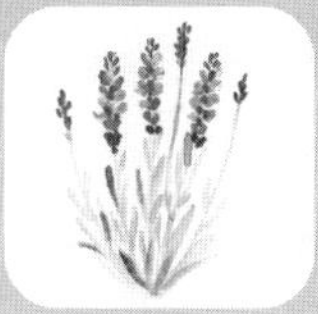

第3章

36種類のスピリチュアルアロマ

ここではよく使用される３６種類の精油についてのスピリチュアルな側面に触れていきます。あなた自身が実際に１本１本の精油に触れて、感じてみて下さい。著者が感じたメッセージはあくまで参考程度に。あなた自身が受け取ったメッセージがもっとも重要なのです。

1. オレンジスイート

「自分に対する評価を高める」

精油からのメッセージ

オレンジの精油を選ぶ人は、とても繊細でまっすぐな気持ちを持った人が多いようです。何かショックなことが起こった時のことをイメージしてみましょう。他人のせいにして腹を立てたり、無理に笑顔を作るなど様々な対処法がありますが、オレンジスイートの精油はその中でも、全ての責任を自分のせいにして引き取ってしまい、「自分さえこの場に居なければ良かったのに……」「あの時あのようなことを私が言わなければ、こんなことは起こらなかっただろうに……」と一気に落ち込んでいってしまう人を優しく包んでくれる精油です。

オレンジスイート精油のエネルギーは、優しく穏やかな明るさに満たされています。繊細でナーバスになってしまいがちな時にぜひこの精油を嗅いでみて、その大きなエネルギーを感じ取ってみましょう。暖かなエネルギーに触れて、あなたは自分が考えているよりももっと尊い存在であることに無意識のレベルで気付くはずです。まず、自分の全ての側面を受容してみること。そして、自分を抱きしめて優しく愛撫することができるようになるまで、自分の内面とゆっくりと対話してみましょう。オレンジスイート精油はデリケートで繊細な人を明るく肯定的な方向へ押し上げてくれる、力強いエネルギーを持った精油なのです。

また、この精油は、願いや理想を現実のこととして3次元に生み出す力をサポートしてくれます。クリエイティビティ（創造力）を活性化するため、考えたことがすぐに現実化するようなエネルギーを生み出し、あなたがよりポジティブな人生を歩んでいけるように手助けしてくれるでしょう。

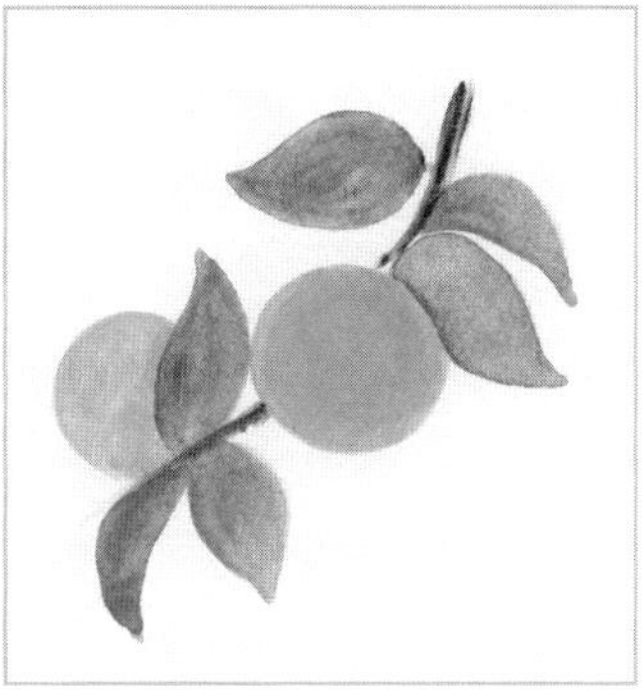

●この精油の特徴
・学名／*Citrus sinensis*
・科名／ミカン科
・蒸留方法／果皮の圧搾法
・主産地／イタリア・イスラエル・アメリカ・フランス・スペイン・ブラジル・オーストラリア
・ノート／トップノート
・香りの特徴／柑橘系の甘くフレッシュなみかんの皮の香り。甘く優しい香りで、どの年代層にも比較的好かれる香りと言える。
●エレメンタル／エーテル・水
●主な働き
・心への働き／気持ちを明るくする。リフレッシュにもリラックスにも利用できる。
・体への働き／食欲を増進させる。空気清浄に最適。
・皮膚への働き／肌に水分を保持してイキイキとさせる。
●注意／皮膚への刺激性が高いため使用法・使用量に注意すること。

●このカードの意味

・自己肯定感を高めましょう。
・物事を生み出す力（創造力）を活性化させましょう。
・自分を憐れむような考え方を手放しましょう。

●こんな時に

・自分に自信が持てない時
・他人と自分を比較してしまい、自分のネガティブな側面ばかりに目がいく時
・気持ちが沈みがちで暗くなってしまった時
・想像していることを現実化させたい時
・今よりもっと創造的でポジティブな人生を送りたい時

2. グレープフルーツ

「現実に一歩ふみだす勇気」

精油からのメッセージ

太陽の光を一身に浴びて育ったグレープフルーツの黄色く大きな果実は、そのフレッシュな香りの中にも天性の明るさ・神秘性を宿しています。誰からも愛される新鮮な香りは、何か大切なことを始めようと考えているのに、なかなか一歩が踏み出せない時に力強い後押しをしてくれるでしょう。瞬時の判断力を最大限に高め、あなたが本来あるべき方向へ進むことを応援してくれます。

また、過去のあなたにとって必要だったために構築された固定概念や、あなたという仮面を形作る思想体系を、切れ味の良いサーベルのように一刀両断してくれるので、自分のイメージや考え方を思いきってチェンジしたい時などにも向いています。あなたの頭の中にある考え方は、あなたにとっては普遍的で最もポピュラーな考え方であり、常識の範疇かも知れません。しかし、それはあくまであなたの中の常識であり、他の人には理解しにくいものかも知れないのです。時にはそのような概念を手放し、新しいステップへ進むことを、この精油は教えてくれるでしょう。

また、グレープフルーツ精油は、高い精神性と現実とを繋ぐ、『上の如く、下も然り』の精神を持った精油です。目に見えない高次元の世界に存在することがこの世界にもあるように、あなたが理想と考えたことは現実になる可能性を充分に持っていることを忘れないで下さい。落ち込みがちな気分を高めて、あなた自身が積極的に行動できるようにサポートしてくれる、力強い太陽のような精油です。

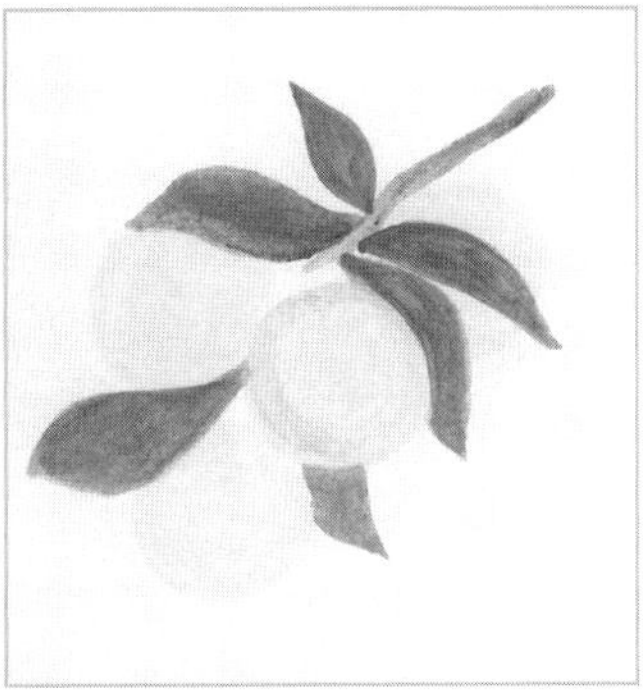

●この精油の特徴
・学名／*Citrus paradisi*
・科名／ミカン科
・蒸留方法／果皮の圧搾法
・主産地／アメリカ・イスラエル・ブラジル
・ノート／トップノート
・香りの特徴／甘すぎず爽やかでフレッシュなグレープフルーツの香り。国・人種を越えて好まれる香り。
●エレメンタル／風・地
●主な働き
・心への働き／気分を高めてリフレッシュさせてくれる。
・体への働き／脂肪燃焼を促進する成分を含み、利尿・うっ滞除去を通してダイエットにも効果的。新陳代謝を改善する。
・皮膚への働き／毛穴を引き締める。
●注意／光毒性があるため、使用後の直射日光には充分注意すること。
皮膚への刺激性が高いため、使用法・使用量に注意すること。

● このカードの意味

・思いを行動へと移す時期がきています。
・考えるよりもまず実行することを優先しましょう。
・行動力を高めましょう。

● こんな時に

・ある問題や悩み事が頭の中でぐるぐると回ってしまう時
・物事を始める勇気がない時
・頭ではわかっているけれど現実が伴わない時
・イメージチェンジをしたい時
・直感に基づいた行動ができない時

3. ティートリー

「自然から学ぶ」

精油からのメッセージ

あなたの気の流れを整えて生活をよりエネルギッシュにするには、アウトドアを楽しみ、自然を満喫することが一番の解決法のようです。人間は自然の一部であることを思い出しましょう。そして、自然の芳醇なエネルギーを体内に取り込むことが、今の状況を打開するためにも必要でしょう。自然の中には大いなる叡智が眠っており、それを肌で感じ取ることを意識的に行うと、凝り固まってしまった思考回路に柔和でイキイキとした自然のエネルギーを満たすことができるのです。

ティートリーの木は、オーストラリア大陸での存在が確認されてから長い間、薬用植物としては認知されていませんでした。しかし、この木と古くから歴史を共にして自然に根ざして生きてきた先住民たちだけは、素晴らしい効果を持つ傷薬として利用できることを知っていました。なぜそれが可能だったのでしょうか?――それは元来人間には自然からのメッセージを受け取る回路があるからなのです。現代のデジタル化された生活に追われて、自然を感じる時間的な余裕を持てない人は、その回路が細くなっている可能性があります。もともとは人間も植物も近しい存在です。だからこそ、植物のエキスが人を癒すことができるということを、どうか忘れないで下さい。自然の素晴らしいところは、物質として肉体の傷を治すばかりでなく、エーテル体*などのエネルギー層にできた傷をも、香りを媒介とした高い波動のエネルギーによって修復することができることです。この点で、人間は母なる自然を上回ることはできません。自然に対抗するのではなく、あなたも自然の一部であることを感じましょう。

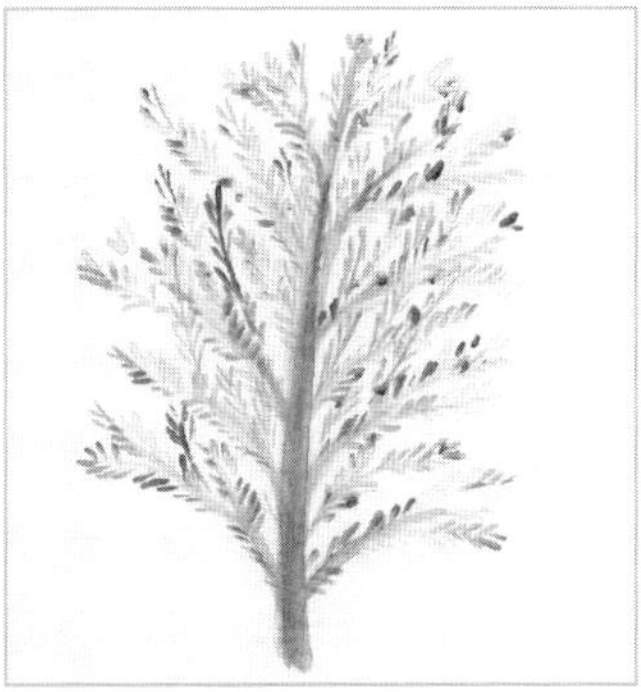

●この精油の特徴
・学名／*Melaleuca alternifolia*
・科名／フトモモ科
・蒸留方法／葉の水蒸気蒸留法
・主産地／オーストラリア・ジンバブエ
・ノート／トップノート
・香りの特徴／鼻通りの良いフレッシュで軽やかなグリーンの香り。もともとはオーストラリア先住民が使っていた、非常に効果が高い傷薬としてよく知られている。

●エレメンタル／風・火・地

●主な働き
・心への働き／心許ない気分をリフレッシュさせてくれる。
・体への働き／感染症を防ぎ、呼吸器系の炎症を和らげる。
・皮膚への働き／火傷・切り傷・虫刺されによる炎症を和らげる。

● このカードの意味

・自然を感じましょう。
・自然からのエネルギーを受け取りましょう。
・あなたには自然と心を通わせる能力があります。

● こんな時に

・現代の社会生活に疲労した時
・自然を満喫したい気分の時
・自分が自然から切り離されているように感じる時
・植物や動物からのメッセージに敏感になりたいと願う時
・*グラウンディングが必要と感じる時

4. バジル

「社会活動」

精油からのメッセージ

仕事や趣味など、自分の身の回りにある要素を楽しんでいますか？　バジルの精は楚々とした繊細な女神というよりは、むしろ野原を行動的に駆け巡って、新天地を探し求めていくような、快活でクリエイティブな女性性を現すエネルギーです。女性性というと繊細で受容的なイメージを想像しがちですが、赤ちゃんを産むのが女性であるように、現実を支えたり物事を産み出していくポジティブな側面も、女性性の一面なのです。

この精油を選んだ人は、仕事や趣味、サークル、お茶会などジャンルは問わず、積極的な社会活動をすることが自分に合っていて、必要であることを再認識するチャンスが訪れるでしょう。仕事などに束縛されていると感じているかも知れませんが、あなた自身が選択した現実であることを受け留め、エンジョイできるように環境を整備することも大切です。あなたにとって「仕事」とは何なのか、改めて考えてみるのも良いでしょう。

また、この精油は自分の中の男性性と女性性のバランスをチェックする時期にも多く選ばれます。例えば女性で一家の大黒柱のような役割を担っている人は、自分の中の女性性を否定し、あたかも男性であるかのような人格を選んで生活していることがあります。本来の「あるがままの自分」でいるために、偏ってしまった両性のバランスにもう一度フォーカスしてみましょう。そして、無理をせずにあなたらしくいることで、周囲の人々までもが幸せを感じるような状態を目指しましょう。目標として達成するというスタンスではなく、もとのあなたに戻っていくという視点を持つだけで良いのです。

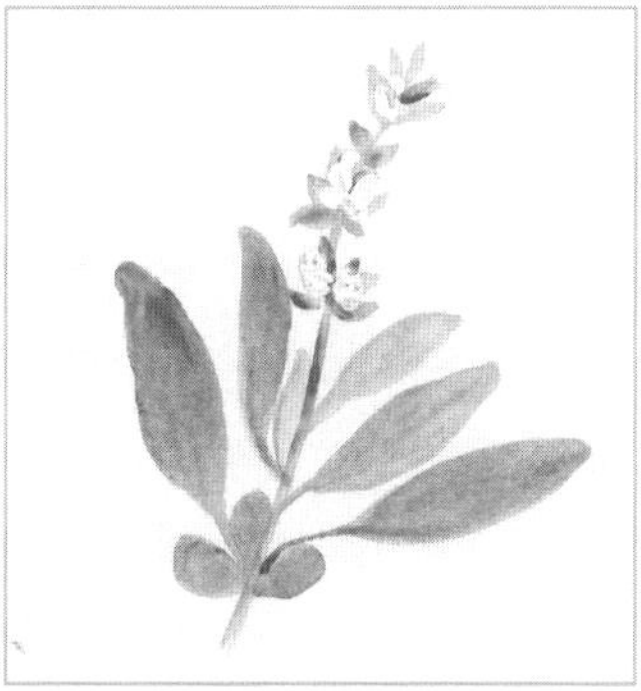

●この精油の特徴
・学名／*Ocimum basilicum*
・科名／シソ科
・蒸留方法／全草の水蒸気蒸留法
・主産地／エジプト・フランス・北アフリカ
・ノート／トップノート
・香りの特徴／ハーブ調のフレッシュな香りにスパイシーな刺激の合わさった涼しげな香り。バジリコとして料理のスパイスで有名なバジルの葉の精油で、古代ギリシャの時代から高級な香水原料としても使われてきた。

●エレメンタル／地・水

●主な働き
・心への働き／頭の中をクリアにして、やる気を起こさせてくれる。
・体への働き／骨格系の痛みを和らげる。
・皮膚への働き／虫除け、虫刺されの熱感を和らげる。

●注意／皮膚への刺激性が高いため、使用法・使用量に注意すること。妊婦は使用を控えること。

●
このカードの意味

・あなたにとって仕事とは重要なキーになるものです。
・仕事の転機が近づいています。
・自分の中の両性のバランスをとりましょう。

●
こんな時に

・仕事が楽しく感じられない時
・生活のサイクルが毎日同じでつまらないと感じる時
・日々の暮らしが何かに縛られて楽しくないと感じる時
・（女性の場合）自分の中の女性らしさを認められない時
・何かにつけて厳密さを追求しすぎてしまい、楽しむことは悪いことだと考えてしまう時

5. プチグレン

「あどけなさ」

精油からのメッセージ

『小さな粒』という意味を持つプチグレン精油のテーマは、自分の中のピュアで透きとおった子供心にフォーカスすることです。純粋で屈託のない明るい笑顔は、あなたが本来持っている美徳なのです。今この時期に、それをもう一度再認識して下さい。この精油を選ぶ人は、内面にどこかボーイッシュな印象を持ち、さっぱりとしたあどけない心を持っています。ちょうど両性具有の天使たちのように。もしかしたらあなたを取り巻く環境が、あなたの心赴くようにはさせてくれない現状があるのかも知れません。あるいは、大人になるにつれていつも背伸びをしていなければならない状態にあったのかも知れません。しかし、あなたはあなたでしかいられないのです。あなたの内側から聞こえてくる声に耳を傾けてみましょう。昔から本当にしたかったこと、欲しかったものなど、あなたの中でどうしても消すことのできない選択肢を見つけて心の焦点をそこに合わせてみましょう。少しの間忘れてしまっていた、あなたらしさを象徴するような何かが見つかるかも知れません。

また、プチグレン精油を好む人の中には、子供心を大切に考えすぎるあまり、いつまでも子供でいたい欲求を抱え込んでいる人がいます。インナーチャイルドの声を受け留めて、幼児期の記憶を解放するのに最適な時期にさしかかっているのかも知れません。

いつまでも少年のように自由でいたいという強い思いから、自分の女性らしさを認めることに抵抗感を覚えてしまい、女性らしくふるまえなかったり、おしゃれをするのが苦手だったりすることがあるようです。フレッシュな香りを感じながら、今のあなたを全て受け留め、あなたらしく前向きに進んで下さい。

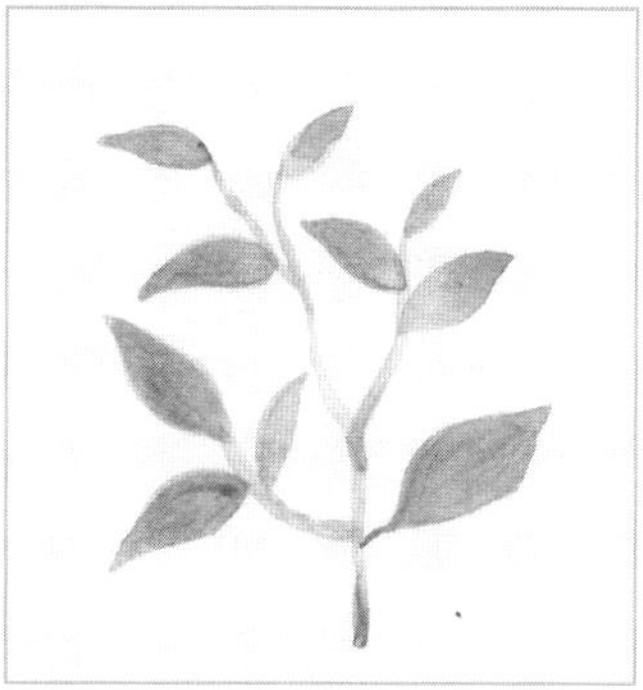

●この精油の特徴
・学名／*Citrus aurantium*
・科名／ミカン科
・蒸留方法／葉と枝の水蒸気蒸留法
・主産地／イタリア・パラグアイ・スペイン
・ノート／トップノート
・香りの特徴／フレッシュなシトラス調とさっぱりしたグリーン調のノートが合わさった鋭さのある香り。ビターオレンジ（ダイダイ）の葉と小枝から採れる精油。
●エレメンタル／地・風
●主な働き
・心への働き／ストレスをリセットする。
・体への働き／内臓の筋肉の過緊張を和らげ、消化を助ける。
・皮膚への働き／デオドラントに適している。
●注意／光毒性があるため、使用後の直射日光には充分注意すること。

●このカードの意味

・少年のようなピュアな気持ちを忘れずに。
・インナーチャイルドに愛を注ぎましょう。
・あどけない趣味を楽しみましょう。

●こんな時に

・仕事などの社会生活がとても退屈でつまらないと感じる時
・見せかけの付き合いに嫌気がさした時
・自分が自分らしくないと感じた時
・無邪気な子供の頃に戻りたい時
・本来の自分の適性や性格を見失いそうになった時

6. ペパーミント

「リセット」

精油からのメッセージ

ペパーミント精油の清涼感あふれる香気は、私たちがふとした瞬間に作り出してしまう恐れや不安・心配を吹き消してくれます。私たち人間が否定的な感情を頭の中でイメージしてしまうと、実際にエーテル体*の領域に負のエネルギーができ上がり、大きく膨らんでいきます。ペパーミントの香りは、そういった不必要な感情を、ご自身からスパッと切り離し、ネガティブな感情に飲み込まれないように力強く手助けしてくれるでしょう。

この精油が何度も繰り返しリーディングされる人は、不安や心配に苛まれることが多く、悲しいことが起こるとずっとその感情に浸ってしまい、うまく抜け出せない傾向があるようです。感情の全てを回避して生きていくことはできません。しかし感情と上手くつき合い、一度どっぷりと浸かった後には手放していく勇気も必要なのです。ペパーミントはそのことを教えてくれる精油です。また、このハーブの生命力には目を見張るものがあります。広い大地に息吹き、どんどん増えていくその様子は、この地球に産まれたことの素晴らしさ、そして私たちの中に脈々と流れている生命エネルギーの尊さを表しているかのようです。

頭で考えることを優先するよりも、この母なる地球にしっかりと根を降ろし、生きる喜びを味わうという真の意味での「グラウンディング*」の大切さにフォーカスすべき時期にさしかかった時にも、この精油が選ばれることがあります。マインドをクリアにして、あなたの五感をフルに活かして感じ取ったことを素直に表現してみましょう。

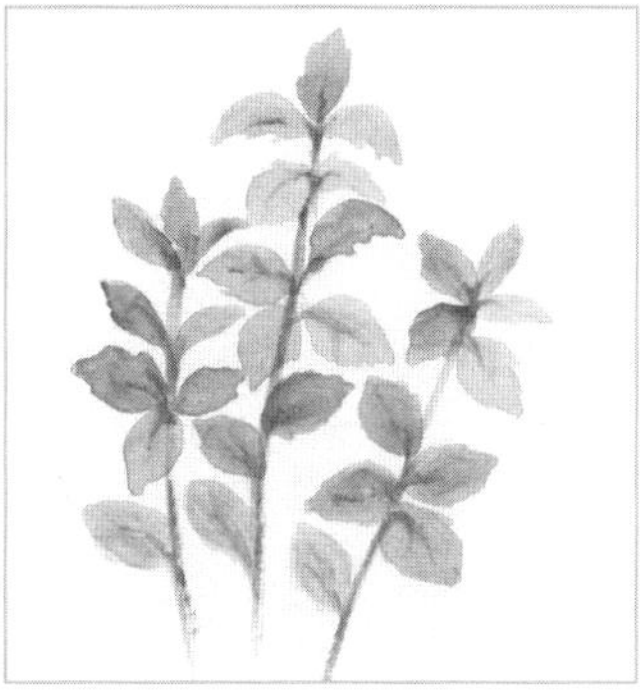

●この精油の特徴
・学名／*Mentha piperita*
・科名／シソ科
・蒸留方法／全草の水蒸気蒸留法
・主産地／アメリカ・イギリス・オーストラリア・フランス・インド
・ノート／トップノート
・香りの特徴／スーッとした清涼感のある香り。甘い香りでお菓子の香料にも使われているため、親しみやすい。

●エレメンタル／風・火

●主な働き
・心への働き／頭の中をクリアにし、意識を柔軟にしてくれる。
・体への働き／吐き気・乗り物酔い・ジェットラグを和らげる。痛みを和らげる。
・皮膚への働き／虫除け、虫刺されの炎症を和らげる。

●注意／刺激性が高いため、使用法・使用量に注意すること。妊婦・授乳婦は使用を控えること。

● このカードの意味

・意識をクリアにしましょう。
・感情にのみ込まれないようにしましょう。
・悲しい思い出を手放しましょう。
・地球の生命力を感じ取りましょう。

● こんな時に

・不安なことばかりが頭に浮かんで離れない時
・毎日心配事におびえながら生活していると感じた時
・頭を使う仕事に従事している時
・空想癖があり、不安があると現実から逃げたくなってしまう時
・会社や学校などが忙しく、自然に触れる時間がなかなか取れない時

7. マンダリン

「感謝の気持ち」

精油からのメッセージ

マンダリン精油は「子供のための精油」と呼ばれており、カモミールローマンと並んで小さな子供たちにぴったりの精油です。作用はとても穏やかなのに、明るく晴れやかな気持ちにしてくれることで有名です。

明るい波動を持つこの精油からのメッセージは、『ありがとうの気持ちを忘れずに』です。西洋・東洋を問わず、お世話になった人や領地の主君に感謝の気持ちを込めて、マンダリンの暖かなオレンジ色の実を贈ったというエピソードが各地に残っているから不思議です。日頃からどうしても仲良くなれない人や何をやっても気に障る人はいませんか? もしそのような特定の人がいたら、ぜひマンダリンの香りを嗅ぎながら、感謝を表す白い光をその人に届けるイメージをしてみましょう。あなたが明確な感謝の念を感じることができるようになれば、きっと相手にも届くはずです。お互いの間にできてしまった心の氷を、あせらずゆっくりと溶かしていきましょう。

また、自分がこの世に産まれたばかりの頃の幸福な気持ちに立ち返りたい時にも、この香りは優しく手を差し伸べてくれます。香りを漂わせていると、真っ白な羽毛に包まれて日向ぼっこをしている赤ちゃんのように、優しい陽だまりのエネルギーがあなたのすぐ外側を穏やかに取り囲んでいくのがわかるでしょう。悲しいことがあった時や、人間関係にもまれて過剰なストレスがかかってしまった時に、マンダリンが選ばれることは決して偶然ではありません。あなたの心の声をキャッチして、あなた本来が持っている明るく柔軟なハートを取り戻すために一役かってくれる優しい精油なのです。

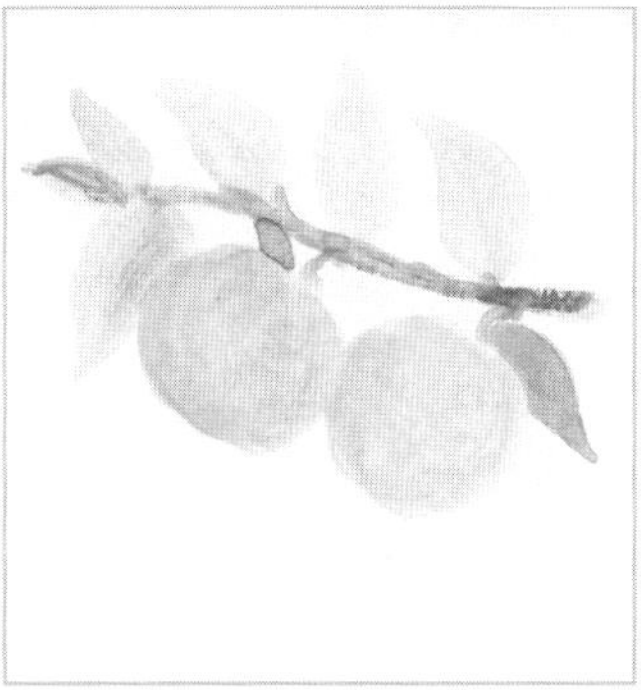

●この精油の特徴
・学名／*Citrus reticulata*
・科名／ミカン科
・蒸留方法／果皮の圧搾法
・主産地／イタリア・スペイン
・ノート／トップノート
・香りの特徴・オレンジに甘さを足したような暖かく繊細な香り。
●エレメンタル／地・風
●主な働き
・心への働き／気持ちを明るく、心を穏やかにする。
・体への働き／食欲を増進させる。
・皮膚への働き／肌を柔軟にする。
●注意／敏感肌の人は使用法、使用量に注意すること。

●
このカードの意味

・あなたを取り巻く環境に感謝の気持ちを表しましょう。
・暖かいハートを持って周囲を見守りましょう。
・問題を解決するためには感謝の念を示すことが必要です。

●
こんな時に

・特定の人に対して腹が立って仕方がない時
・状況が変わらないことに対してなげやりになってしまう時
・自分が傷つくのを避けるために冷たい態度をとってしまう時
・幸福感を感じられない時
・悲しい気持ちで胸が張り裂けそうになった時

8. ユーカリ

「エネルギーの正常化」

精油からのメッセージ

ユーカリはオーストラリア原産の大木です。はるか太古の時代から人々の暮らしを見つめてきたこの植物は、いつの時代も私たち人間にエネルギーを分け与えてきました。そのため、現在でも多くの種が有用植物として利用されています。大地にしっかりと根付き、根からマザーアースのエネルギーを充分に取り入れているこの植物は、私たちに「グラウンディング」*の大切さを説いています。日頃頭で物事を考えることが多かったり、天界のエネルギーに神秘性を感じたりする私たちは、どうしても大地のエネルギーを疎かにしがちです。今立っている大地にこそ、生きたエネルギーが流れていることを実感してほしい——そんなメッセージをこの精油からは感じ取ることができます。

必要なエネルギーを地球から受け取った後、ユーカリは大きな枝葉の茂る天の方向に向かって、宇宙に勢いよくエネルギーを解き放ちます。ちょうど地球上で生み出された不必要なエネルギーのよどみを一気に浄化してくれるかのように。ユーカリの木が近くにあると空気がクリアになって意識もすっきりするのは、成分だけではなく、エネルギーを整えてくれるためでもあるのです。ユーカリ精油はしっかりと地に足を付け、必要なエネルギーを受け取り、不必要なエネルギーは流して地球や宇宙に還元できるよう、スピリチュアルなコントロール機能を整えるサポートをしてくれます。流れが整うと息苦しさや頭重感が軽くなり、意識がクリアになるので、自分の中にある意志や進むべき方向性がより明確になっていくことでしょう。

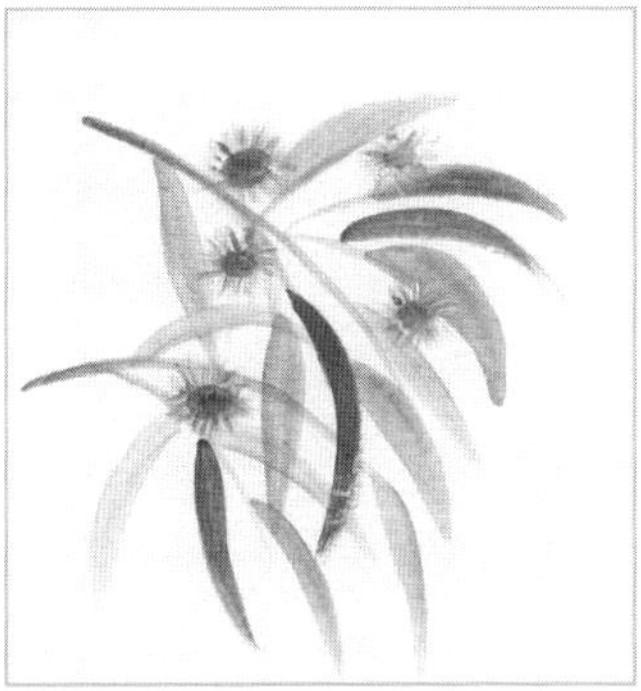

●この精油の特徴
・学名／*Eucalyptus globulus*
・科名／フトモモ科
・蒸留方法／葉の水蒸気蒸留法
・主産地／オーストラリア・中国・スペイン・南アフリカ
・ノート／トップノート
・香りの特徴／ハーブ調とミント調の透明感のあるしみ透るような香り。一番ポピュラーなものはグロブルス種だが、他にもラディアタ種、ディベス種など、薬用植物として汎用されている。
●エレメンタル／風・火
●主な働き
・心への働き／意識をクリアにして、集中力を高める。
・体への働き／免疫力を高めて、感染症にかかりにくくする。
・皮膚への働き／脂性肌のスキンケアに適している。
●注意／刺激性が高いため、使用法・使用量に注意すること。血圧が高めの人・乳幼児には使用しないこと。

● このカードの意味

・ご自身の中を流れるエネルギーの流れを整えましょう。
・地球に*グラウンディングしましょう。
・あなたの意識をより一層活性化させて下さい。

● こんな時に

・悩み事が頭から離れず、思考だけが空回りしていると感じる時
・何だか地に足がつかず、フワフワ宙に浮いている感じがする時
・気が体内で滞っていると感じた時
・自分を取り巻く空気がどんよりしていると感じ、やる気が起きない時
・自分が本当は何をしたいのか、わからなくなってしまった時

9. ラベンサラ

「オーラのクリーニング」

精油からのメッセージ

ラベンサラの精油を嗅ぐと、鼻からスッと体内の深い部分にしみこんでくるような、独特な感覚が味わえます。ラベンサラが本来の力を発揮するのは『ネガティブなエネルギーを取り除きたい時』です。*サイキックアタックを受けた時やとてもショックな出来事に見舞われた時、自分にとって受け入れがたい言葉を浴びせられた時などに、人は主にのどの付け根の辺りやみぞおち部分にエネルギー障害を起こすことがあり、急に咳き込んだり胸が苦しくなったりすることがあります。そんな時にラベンサラ精油を手にとって、傷む部分のオーラを修復するようになでさすると、次第に心地よくなりリラックスしていくのを感じ取れるでしょう。

ラベンサラという言葉には『体に良い葉』という意味があり、マダガスカル原住民の万能薬でした。昔の人は病を、邪悪なエネルギーを持った魔物が体内に侵入したためと考えていたため、不必要なよどんだエネルギーを取り去ってくれるラベンサラは、まさにぴったりの植物だったと言えそうです。

また、この精油は特に上位のチャクラ（第5・第6・第7）のクリーニング（浄化）にも使えます。自分らしい意志が上手く伝えられない時や、思考パターンが一定化して柔軟な考え方が受け入れられない時などに、頭部周辺のオーラをなで、ラベンサラの爽やかで透明感のある香りのベールで優しく包んでみて下さい。意識が整理されて今すべきことが見えてくるのが実感できるでしょう。

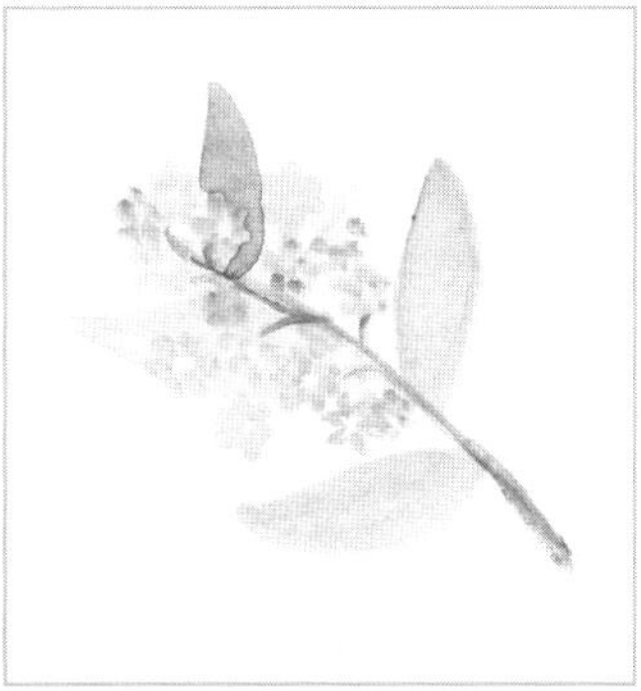

●この精油の特徴

・学名／*Ravensara aromatica*
・科名／クスノキ科
・蒸留方法／花と葉の水蒸気蒸留法
・主産地／マダガスカル
・ノート／トップノート
・香りの特徴／水分を含んだ瑞々しいハーブ調の香りで、体内に深くしみこんでいくイメージ。マダガスカル原住民が万能薬として使っていた植物。

●エレメンタル／水・風

●主な働き

・心への働き／頭の中をクリアにし、リラックスを促すため、体が軽く感じる。
・体への働き／免疫力を高め、感染症にかかりにくくする。また、呼吸器系の炎症を和らげ、筋肉をゆるめてくれるため呼吸しやすくなる。
・皮膚への働き／筋肉をゆるめる。

●このカードの意味

・否定的なエネルギーを除去しましょう。
・オーラを浄化しましょう。
・ご自身の中のエネルギーの流れを改善しましょう。
・思いを言葉にして伝えましょう。

●こんな時に

・傷つく言葉に打ちひしがれた時
・浄化反応としての咳が出ている時（咳がひどい時には精油は使わず、医師の診察を受けて下さい。）
・オーラがよどんでいるような感じがした時
・自分らしい発言ができない時
・直感が鈍っていると感じた時

10. レモン

「原点に立ち返る」

精油からのメッセージ

レモンと言えば知らない人はいない果物です。ナイフを入れるとあのフレッシュな酸味のある香気が辺り一面に広がります。地・水・風・火の元素の集合体である自然から、こんなに素敵な果実ができることを感謝せざるを得ません。

レモン精油からは『自分の周りにある自然を生活に活かしながら、あなたの原点に根ざした暮らしを心がけて下さい』というメッセージが聞こえてきます。もともとはアジア原産の植物ですが、人間の手によってアメリカ・地中海沿岸地域に植えられ、新しい土地にもよくなじみ、まさに人間の文化とともにレモンの文化も広がっていったと言えます。人の身近にあり、支えあってきた植物だからこそのメッセージなのかも知れません。自然の大切さに気付き、自然の産物を用いて人を癒したいと願うハーバリストやアロマセラピストですら、自分が自然と親しむことを忘れてしまっていることがよくあります。人間も自然の一部であることを思い出し、自然との対話を楽しんでみましょう。自然との一体感を味わっているうちに、まるで頭の中が洗われていくかのように、雑念やヒートアップした思考が拭い取られ、あなたの原点となるべき思いが鮮やかに甦ってくるでしょう。

また、レモンの鋭い香りは、意識を今この瞬間に引き戻してくれるようです。未来でも過去でもない、一度しかない今現在に心身の焦点を合わせて、生きることを前向きに楽しむ活力をあなたへと補ってくれます。あなたらしさを思い出し、再び前へ進む準備ができたら、本当に進むべき道へと向かって今このラインから再スタートを切りましょう。

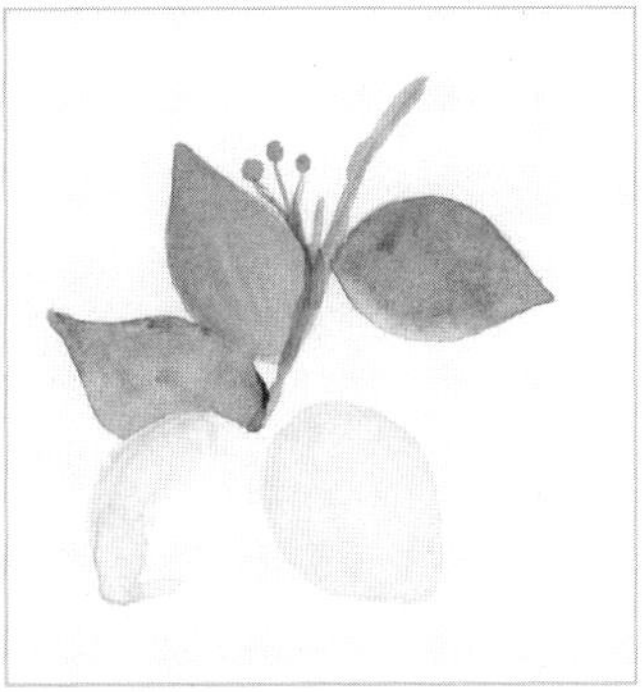

●この精油の特徴
・学名／*Citrus limon*
・科名／ミカン科
・蒸留方法／果皮の圧搾法
・主産地／アメリカ・イタリア・スペイン・イスラエル・ブラジル
・ノート／トップノート
・香りの特徴／レモンのフレッシュでシャープな香り。個性が弱いため、ブレンドする場合は他の精油にまぎれてしまわないように配慮するとよい。
●エレメンタル／地・風
●主な働き
・心への働き／マインドをクリアにして、冷静にしてくれる。
・体への働き／免疫力を高め、感染症にかかりにくくする。うっ滞を取り除く。
・皮膚への働き／血流を促進して肌を明るくする。
●注意／光毒性があるため、使用後の直射日光には充分注意すること。皮膚への刺激性が高いため、使用法・使用量に注意すること。

● このカードの意味

・日々の暮らしを大切にしましょう。
・あなたを取り巻く状況を一度整理しましょう。
・当初の目的を思い出しましょう。

● こんな時に

・室内での作業が続く時
・植物や自然に触れる機会が少なくなったと感じる時
・日々タイムスケジュールに縛られていると感じる時
・気が付くといつも将来や昔のことを考えている時
・今ここの視点に立つためにブレを修正したい時

11. レモングラス

「疲労感の除去」

精油からのメッセージ

レモングラスは36種類の精油の中で、肉体の疲れを重点的に癒そうとするメッセージ性の強い精油です。身体はあなたの生活スタイルに合わせてバランスを取りながら、あなたが意識するしないに関わらず日々活動しているのです。疲れはたまってしまうとその感覚に慣れてしまい、疲れていることに気付かなくなってしまいます。三次元の物体としての身体を優しくいたわり、ゆったりとリラックスしながら身体のメンテナンスをする時間をとってみるとよいでしょう。バスタイムに自分の肌を感謝の気持ちを込めながら撫でていくと、身体がとても喜んでいるのがわかります。皮膚と神経系は共に外胚葉から発生したものなので、密接に繋がっているからです。また、身体の気になる部位に自分の手をかざして、白い光を送ることをイメージするのもよいでしょう。

レモングラスは『ドライバーのための精油』とも言われています。これはレモングラスが左脳に大きく働きかけてくれるため、意識を今に繋ぎ止めてクリアにし、集中力がアップします。車の中や勉強部屋の香りとして最適な精油と言えそうです。意識をクリアにしてくれる精油の中でも、特にこのレモングラスは『パターン化された思考形態の回路を切ってくれる』精油です。いつも同じような心配事がグルグルと頭の中を回っている時や、同じ失敗ばかりを繰り返してしまい、次にまた同じシチュエーションがやって来た時に経験をうまく活かせないような時に使ってみましょう。障害を乗り越えるためのパワーはすでにあなたの中にあります。そのことをレモングラスの香りが思い起こさせてくれるでしょう。

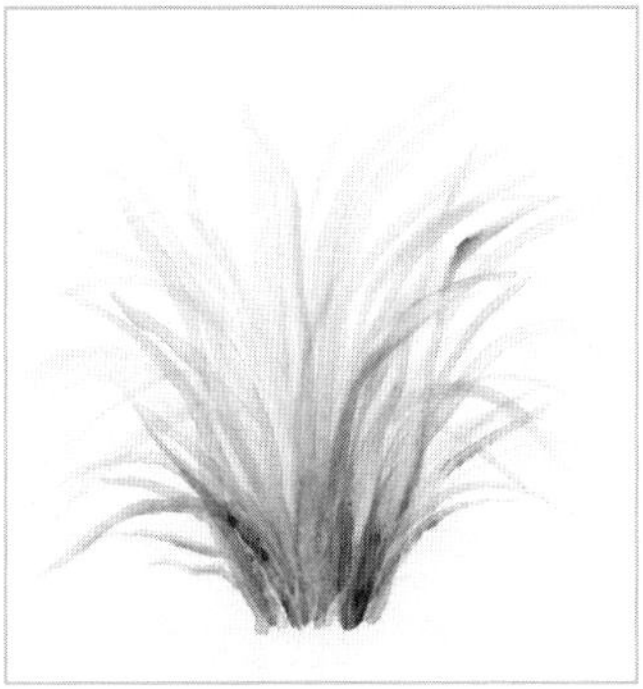

●この精油の特徴

・学名／*Cymbopogon flexuosus*
　　　　Cymbopogon citratus
・科名／イネ科
・蒸留方法／全草の水蒸気蒸留法
・主産地／インド・中国・ブラジル・グァテマラ・ネパール
・ノート／トップノート
・香りの特徴／レモンの香りにフレッシュなハーブノートが加わった温かく甘い香り。東南アジア料理には欠かせないハーブで、ハーブティも人気が高い。

●エレメンタル／地・火

●主な働き

・心への働き／沈んだ心に活力を与える。
・体への働き／胃腸の働きを高め、消化を促進する。
・皮膚への働き／虫除けに。皮脂のバランスを整える。

●注意／皮膚への刺激性が高いため、使用法・使用量に注意すること。

●このカードの意味

・体の疲れを癒しましょう。
・自分の体をいたわりましょう。
・負の思考回路を取り壊しましょう。
・同じ過ちを繰り返さないという意識を持ちましょう。

●こんな時に

・倦怠感が体の中から抜けない時
・集中力が必要な時
・日々の暮らしが何かに縛られて楽しくないと感じる時
・いつも同じような問題に何度もぶつかっていると感じた時
・明晰な思考回路を保ちたい時

12. ローズマリー

「高次の存在からのメッセージ」

精油からのメッセージ

ローズマリーは多くの神話にまつわるエピソードを持ち、『マリア様のバラ』『キリスト降誕のシンボル』など、神々しいエピソードは尽きることがありません。また、キッチンハーブとしてもよく知られており、世界的に愛されているハーブの代表と言えるでしょう。

ローズマリー精油からのメッセージは『天界とあなたをつなぐパイプが今、活性化していきます。目には見えない世界が、あなたの中で広がるのを感じましょう』――新たなスピリチュアリティのステップを上がり、現実世界と高次元の世界との間にあるベールが晴れてくるような感覚を味わうことができるかも知れません。直感が急に鋭くなったり、予知夢を見る回数が増えたりするのは、高次元の存在からのメッセージを受け取る準備が進んでいるからです。ローズマリー精油は特に眉間にある第3の目*（サードアイ）の開花を促進します。あなたにとって意味のある様々な情報が、目に見える形で現れてくることに留意しておくとよいでしょう。例えば夢日記をつけたり、同じものばかりが目に付く時にはそれを意識的に捕らえ、何の意味を表しているのか考えてみましょう。成長を早めたあなたのスピリチュアルな旅を楽しんで下さい。

同時に、混乱した思考を整理したり、人前での表現力をアップさせる必要がある時にも、この精油はよく選ばれます。周囲の人に自分の自由な意見や発想を伝えたり、受け取ったメッセージを活かしながら自分らしい手法で表現していくことが大切です。全ては感じるままに、あなたが心から喜べることを通して形にしていきましょう。

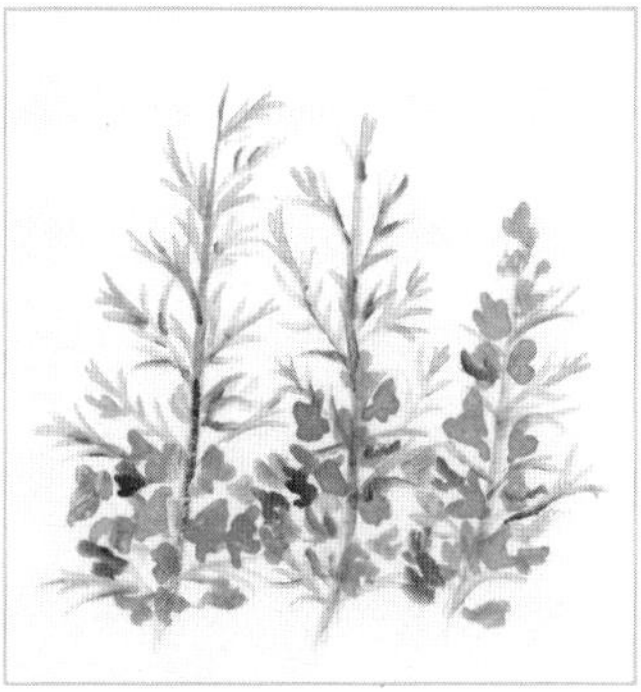

●この精油の特徴
・学名／*Rosmarinus officinalis*
・科名／シソ科
・蒸留方法／葉の水蒸気蒸留法
・主産地／フランス・スペイン・ポルトガル・モロッコ・チュニジア
・ノート／トップノート
・香りの特徴／フレッシュなカンファーの香りの後にすがすがしいグリーン調の香りが続く。学名は『海の雫』の意味で、地中海を囲むように咲いている水色の花々を思わせる。
●エレメンタル／エーテル・四大元素の全てにわたる
●主な働き
・心への働き／刺激的に働きかけて、目覚めを促す。神経を強壮させて記憶力を高める。
・体への働き／頭痛や筋肉痛を和らげる。血行を促進する。
・皮膚への働き／むくみを除去する。毛髪を成長させる。

●
このカードの意味

・高次の存在があなたに語りかけています。
・第５・第６チャクラを活性化しましょう。
・あなたの思いを伝えましょう。
・自分を表現していくように心がけましょう。

●
こんな時に

・日々のルーティンワークに追われている時
・高次の存在からのメッセージを受けたいと強く願う時
・クレアボヤンス（透視能力）を活性化したい時
・直感が鈍ってしまっていると感じる時
・自分の意見や発想をうまく伝えたい時

13. カモミールローマン

「母と子をつなぐ愛」

精油からのメッセージ

太陽のような愛らしい花から採れたこの精油のテーマは、母と子をつなぐ愛です。あなたはこの世に生を受けるために、必ず最適な愛すべき一人の女性を選んできています。――それはあなたを産んでくれた、あなたのお母さんです。お腹に宿った赤ちゃんを産むという行為は、一見単純で当たり前のような行動に思えるかも知れませんが、愛がなければできない偉大な行為なのです。あなたを産んでくれた女性は、今は当然のようにあなたの傍にいるかも知れないし、あなたに会えない状況にあるかも知れません。しかしどういう状況であれ、今一度あなたが産まれた、まさにその場面に思いを馳せてみませんか?――あなたが誕生した時に、その後の長い人生に必要な溢れるほどの愛を受けていたことが、痛いほどわかるかも知れません。生まれた後の世話や育児が彼女の手によるものかどうかは問題ではありません。母があなたを産んだことによって、あなたの中に今も脈々と受け継がれるべき愛のエネルギーがあなたを満たしているということを、もう一度深く感じてみて下さい。お母さんから自分、そして自分からお子さんへと流れていく素晴らしい愛情を、恥ずかしがらずに感じてみる時間を持ってみましょう。カモミールローマンの精油は『赤ちゃんのための精油』としても有名で、その可愛らしい香りを燻らせた部屋に小さな子供を連れていくと、とたんに静かになり、すやすやと寝入ってしまう子も少なくありません。また、第4チャクラ(ハートチャクラ)をゆったりと暖める精油でもあります。周囲の人が冷たく感じられ、固まってしまったハートを温めてくれる香りです。優しい香りに包まれて、自分が充分に愛されていることに気付きましょう。

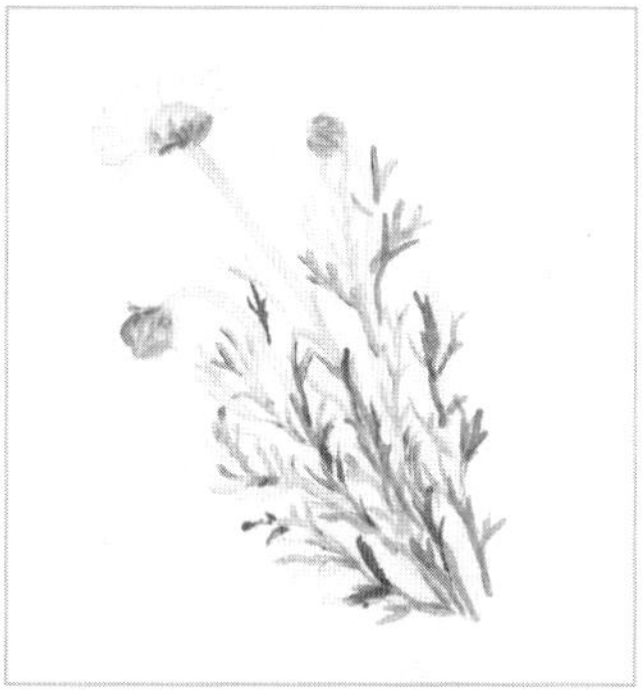

●この精油の特徴
・学名／*Anthemis nobilis*
・科名／キク科
・蒸留方法／花の水蒸気蒸留法
・主産地／ドイツ・フランス・モロッコ・南アフリカ・イギリス
・ノート／ミドルノート
・香りの特徴／甘いリンゴの香りが印象的な、可愛らしさを感じるフローラルノート。気持ちを落ち着かせ、炎症を抑えるエステル類の成分が豊富に含まれている。
●エレメンタル／風・水
●主な働き
・心への働き／心を穏やかな状態に導き、ゆったりと落ち着かせる。
・体への働き／頭痛や筋肉痛を和らげて、リラックスさせる。
・皮膚への働き／肌に適度な水分を保持し、イキイキとした状態に導く。

● このカードの意味

・あなたとお母さん・お子さんは愛情でつながっています。
・お母さんやお子さんからのメッセージを受け取るチャンスが訪れています。
・愛されていることを自覚しましょう。

● こんな時に

・お母さんや家族との関係がうまくいっていないと感じる時
・子供を心から愛せないと感じてしまう時
・何かに対して心を頑なに閉じてしまっている時
・周囲の人は自分に対して冷たいと思う時
・自分は誰からも愛されていないと感じてしまう時

14. クラリセージ

「ストレスからの解放」

精油からのメッセージ

万病に有効とされる偉大な薬効とは対照的にさえ思える、可愛らしい外見を持ったクラリセージ。この精油からのメッセージは『ストレスや人間関係によりエネルギーをすり減らし、枯渇してしまいそうなあなたを本来のステージへ押し上げたい』というものです。ストレスによって押しつぶされそうな状況に陥った時、ぜひこの精油の蓋を開けてみて下さい。精油の小瓶から小さな少女のようなクラリセージの精霊が、あなたの頭の中に明るい光を振りまいてくれるでしょう。明るいオレンジ色のそのエネルギーは、あなたに活力を与えます。そして、普段では考えつかないような、周囲の状況を一新すべき輝かしいアイデアを与えてくれるはずです。ストレスがない生活は、あり得ないことです。重圧を感じた時、あなたはなぜそのことについて気が重くなるのかを頭の中で整理する必要があります。夢見がちな視点に立ち現実を逃避するのではなく、ストレスの原因が単なる障害ではなくて、あなたをステップアップさせるために用意された、大切な階段である可能性があることを読み取りましょう。そして大切なのは、ストレスの原因に対する捉え方であることに気付きましょう。

クラリセージ精油のエネルギーは明るく楽しさに満ち溢れています。あなたが身を置かなければならない環境のあまりの辛さゆえに、暗く沈みがちだった考え方や思考回路を、精油の力を借りて明るく前向きに乗り越えることができるように切り替えて行きましょう。また、クラリセージは未来へ進む力を一層加速させてくれるパワーを備えています。そこに理由が存在しなくても、開かれた未来を望むピュアな心があればいいのです。

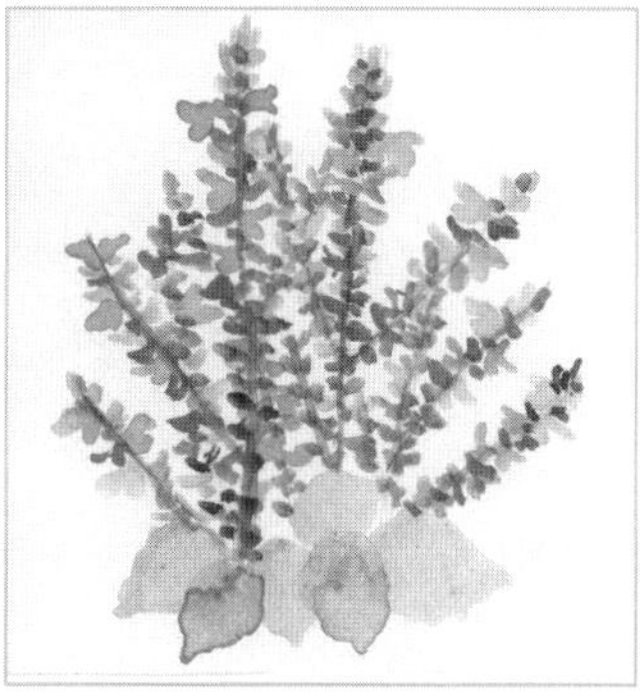

●この精油の特徴
・学名／*Salvia sclarea*
・科名／シソ科
・蒸留方法／全草の水蒸気蒸留法
・主産地／フランス・モロッコ・ロシア・イタリア・ブルガリア
・ノート／ミドルノート
・香りの特徴／ハーバル調に続いて甘いフルーツのような心地よいノートが漂う、穏やかな香り。女性ホルモン様作用を持つ成分が含まれている。
●エレメンタル／地・風
●主な働き
・心への働き／心配事や不安感・緊張感を和らげリラックスさせてくれる。
・体への働き／月経不順や生理痛など、女性特有のトラブルによく利用される。
・皮膚への働き／毛髪を成長させる。
●注意／集中力を低下させるため、車の運転など危険な作業を行う前には使用しないこと。

● このカードの意味

・ストレスを取り除くことを優先しましょう。
・ストレスに対する考え方を変えてみましょう。
・一気に飛躍できるようなアイデアを大切にしましょう。

● こんな時に

・今の状況にストレスを感じてしまっている時
・何事にも余裕を持って望めない時
・発想の転換が必要な時
・明るい未来に向かって今こそ羽ばたく時だと感じる時

15. サイプレス

「自己表現」

精油からのメッセージ

サイプレスの和名は糸杉です。天を目指して一直線に伸びるこの偉大な針葉樹は、日本はもとより古代エジプト、ギリシャでも神が宿る木として尊ばれていたことが知られています。

神聖なこの精油からのメッセージは『自分はあなたが考えているより、もっと大きな存在なのです。自信を持って自分らしさを表現していくことは、今のあなたにとって大きな意義があることです』――あなたという存在はこの場にいるだけで愛されるべきであり、そこに理由や権利など存在しなくてもいっこうに良いのです。そして本当のあなたらしさを表現する手段を思いだしてみましょう。仮にあなたが絵を描くことが好きならば、あなたが伝えたいことを絵筆を用いて表現すればよいでしょうし、思いを表現する手段は十人十色なのです。また、あなたの良さがにじみ出るような素敵なグループや会社などを立ち上げることも立派な自己表現と言えます。ご自身のハートが喜ぶかどうかを最優先に、自由にその手段を探してみて下さい。あなたは今それをする準備が整い、創るという段階に立っているのです。

サイプレスの香りは第5チャクラ（喉のチャクラ）を活性化します。自分の意志を表現したい時によく選ばれることがあり、自分の本意が他者に告げられない時や、何をすればよいのかわからなくて途方にくれている時、優先順位がつけられなくなった時などにも功を奏します。また、素晴らしい生命力が精油に凝縮されていますので、活力が乏しくなっている時期や、神聖なエネルギーで守られたい時にもよくリーディングされます。いずれにせよ、自分というエネルギー領域をしっかりガードしてくれる精油と言えるでしょう。

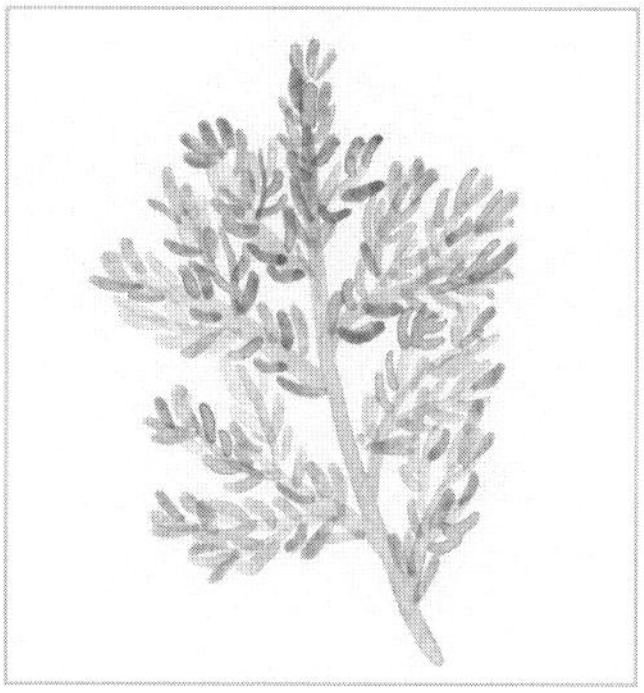

●この精油の特徴
・学名／*Cupressus sempervirens*
・科名／ヒノキ科
・蒸留方法／葉と果実の水蒸気蒸留法
・主産地／フランス・モロッコ・ドイツ・スペイン・イタリア
・ノート／ミドルノート
・香りの特徴／奥深い森の中の木々を思わせるような水分を含んだ甘さのない樹木の香り。学名のsempervirensは「永遠に朽ちない」の意味で、この木の神聖な側面を物語っている。
●エレメンタル／エーテル・地
●主な働き
・心への働き／神聖な気持ちになり、冷静な視点に立ち戻らせてくれる。
・体への働き／リンパの流れを改善してむくみを除去してくれる。また呼・吸器系の不調に適している。
・皮膚への働き／脂性肌に。
●注意／肌に対して刺激があるため、使用量・使用法を充分に注意すること。妊婦は使用を控えること。

● このカードの意味

・あなたらしさを表現しましょう。
・優先順位を明確にしましょう。
・あなたの周囲を神聖なエネルギーで満たしましょう。

● こんな時に

・何がやりたいのか、自分でわからなくなってしまった時
・自分自身を内観して本当の自分らしさを知りたい時
・自分らしさを表現できる趣味や仕事を探したい時
・周りの人より自分が劣っていると感じてしまう時
・横柄な態度の人に自分の意見を言えない時

16. ジンジャー

「全てはつながっている」

精油からのメッセージ

ショウガと言えば、日本では昔から食生活に活かされてきたハーブの一種です。親しみのある懐かしいこの香りは『目に見える全ての現象はつながっている』ということを我々に教えています。あなたを取り巻き、いま身を置いている環境は、全てあなたが創り出した現象そのものなのです。あなたが意図すること、あるいは意志を持ってこうありたいと願うことは、エーテル体の領域で実際にできあがっていきます。それが物質として現実の世界に現れたものが、あなたを取り巻く環境なのです。

ですから、目の前に現れる現象の一つひとつに対して、何を意味しているのか理解していく姿勢を持つことが、あなた自身を紐解く鍵になります。あなたを通じて、目に見えている全ての現象はつながっているのです。あなたの耳に入ってきた言葉、目に飛び込んできたニュース、偶然見かけた雑誌の表紙など、あなたが受けとった全ての情報に意味があります。五感をフルに活用して得た情報を、本当に向かいたい未来にベクトルを合わせるための重要な材料として役立てていきましょう。

またこのメッセージは、あなたと身近な隣人だけをターゲットにしているのではありません。あなたとパートナー、友人、そして遠い国に生きる人々、そして植物でさえも、全てかけがえのない地球というこの足元で固く繋がっています。物理的には離れているかも知れませんが、エネルギーという観点でこのような一体感を深いレベルで感じ取ることができた時、ジンジャー精油が携えてきたメッセージの重要性が身にしみるように理解できるでしょう。——全てが一つなのです。それを体感した時、あなたはまず何をしようと思うでしょうか。

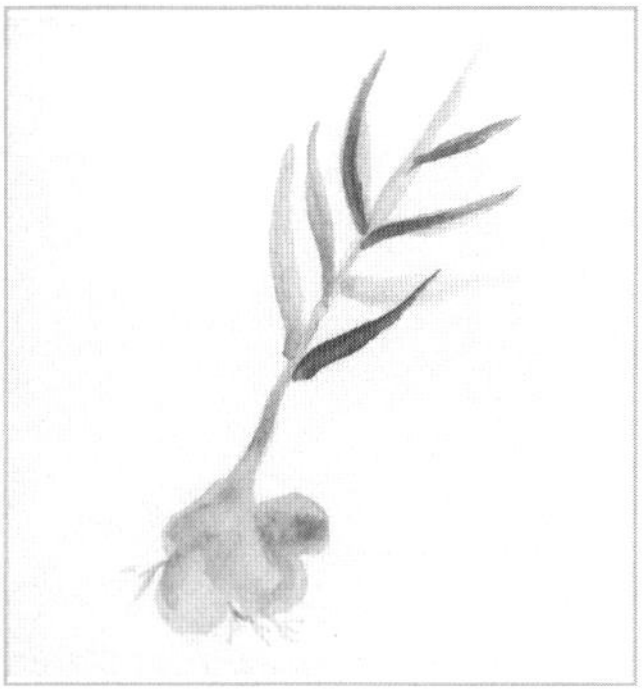

●この精油の特徴
・学名／*Zingiber officinale*
・科名／ショウガ科
・蒸留方法／根の水蒸気蒸留法
・主産地／中国・西インド諸島・アフリカ
・ノート／ミドルノート
・香りの特徴／根を思わせる甘さの後に鼻通りの良い爽やかなスパイス調の香りが続く。お菓子の香りづけや日本食の薬味として欠かせないスパイスの代表。
●エレメンタル／火・地
●主な働き
・心への働き／刺激的に働きかけて、明るさを与える
・体への働き／血行を促進して肩こりや筋肉痛を和らげる。発汗させる
・皮膚への働き／血流を促し、血色の良い肌にする
●注意／皮膚に刺激があるため、使用量・使用法に充分注意すること。

● このカードの意味

・あなたは一環したサイクルの中に存在しています。
・物事を短絡的に考えずに、循環していることを意識してみましょう。
・あなたを取り巻く環境の中にメッセージが点在しています。
・全ての存在が一体であることに気づきましょう。

● こんな時に

・同じようなことばかりが身の回りで起こる時
・なぜこのような環境に陥っているのかと自分を責めてしまう時
・周りのことを心配する余裕がないと思う時
・自分はエゴイストだと思う時
・環境問題というテーマに敏感になった時

17. スイートマージョラム

「天界での契約を思い出す」

精油からのメッセージ

古の時代から多くの神話として語り継がれたこの薬草からのメッセージは『あなたが天界で約束してきた契約を思い出す時がきました』というものです。——あなたがスピリチュアルな世界に関心を寄せているのは、直感の導かれるままに、自分の生まれてきた意味や魂の役割を見つけようと無意識のうちに感じているからです。また、そうする必要があり、重要な鍵を手に入れる局面を迎えようとしているのです。そしてあなたが自然療法に興味を持つのにも意味があります。このような人の中には、人々の生命を守るために薬草を調合したり、植物や自然界の精霊たちと心を通わせることができるシャーマンのような存在と深い縁があり、ご自身もそういった分野に携わる可能性もあるでしょう。

木や植物からのメッセージを聞くことができたり、天然石のリーディングができる人も少なくないでしょう。とは言え、自分がそのことに気付いているか否かはわかりません。スイートマージョラムが頻繁にリーディングされる人は、ピュアでまっすぐな気持ちを持っており、子供の頃から大人の目には見えない不思議な世界を垣間見ることができている場合もあります。過去に周囲の大人に驚かれたことがショックで、その能力を封印してしまっていることも少なくありません。もしあなたがこのメッセージにつき動かされた感覚があったら、自分のアルバムを開いて昔のことをよく思い出してみると良いかも知れません。

もしあなたが天使や妖精の存在を信じるなら、彼らを感じてみることは素晴らしいことです。彼らはあなたが思うほど、遠い存在ではないことがわかるでしょう。特に自然が多く残っている土地に赴く機会があれば、コミュニケーションをとってみましょう。

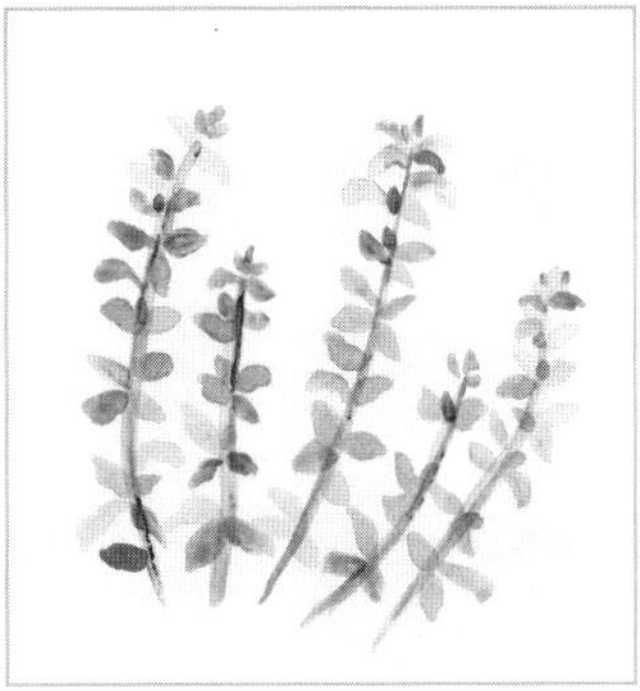

●この精油の特徴
・学名／Origanum majorana
・科名／シソ科
・蒸留方法／全草の水蒸気蒸留法
・主産地／リビア・エジプト・スペイン・イギリス・ハンガリー
・ノート／ミドルノート
・香りの特徴／温かい風をイメージさせるハーブ調の香り。古くから利用されてきたハーブで、多くの神話にエピソードが残されている。

●エレメンタル／地・風

●主な働き
・心への働き／孤独感や心配・不安を和らげてくれる。
・体への働き／血行を良くして痛みを和らげる。
・皮膚への働き／目の下のくまを改善し、肌の血色を良くする。

● このカードの意味

・あなたの役割を思い出すのにふさわしい時期です。
・妖精や天使のエネルギーと心を通わせてみましょう。
・植物や天然石のエネルギーを感じてみましょう。

● こんな時に

・スピリチュアルな世界に興味が湧いている時
・自己の神聖な側面に触れたい時
・魂の起源や今世での役割を知りたい時
・もっと深いレベルで自分自身のことを知りたいと思う時
・天使や妖精と仲良くなりたいと願う時

18. ゼラニウム

「守られていることを知る」

精油からのメッセージ

女性によく好まれる柔らかな安らぎの香り、ゼラニウム。この愛すべき精油からのメッセージは『あなたは大いなる存在によって守られていることを知りましょう』です。――あなたは今、エネルギーを感じ取るのに相応しい状態になっています。あなたを守る高次の存在たちがあなたへのメッセージを携えて、すぐ傍らまできていることに気付きましょう。自分のスピリチュアルガイド*やハイヤーセルフ、繋がりやすい天使や精霊からのメッセージが欲しい時に、そっとこの柔らかな香りを嗅いでそのエネルギーに触れてみることをおすすめします。また、ベールの向こうに、先立たれた自分にとって大切だった人々からの便りを受け取る感覚で、耳をすましながら感じてみることも有効でしょう。あなたの目の前に現れた数字や文字などの中に、重要なメッセージが託されているかも知れません。その際、頭で理解しようとするのではなくハートで感じることが大切です。目を閉じてゼラニウム精油の可愛らしい香りを嗅ぎながら、ゆったりとした気分で瞑想してみるのも良いでしょう。瞑想中に自分の周りを取り巻くオーラの状態が変わったように感じたり、左手に何か熱いエネルギーが伝わってくるかも知れません。欧米の住宅の窓辺を飾る赤やピンクのゼラニウムは、魔よけのための飾りとしての役割も果たします。精油の原料とは種類が異なりますが、ゼラニウム精油にも確かに魔よけの香りとしての意味合いが含まれるようです。自分が守られているということを認識し、感謝の気持ちを持ちながら新鮮な気分で生活を送れるようにサポートしてくれる、そんなありがたい香りと言えそうです。

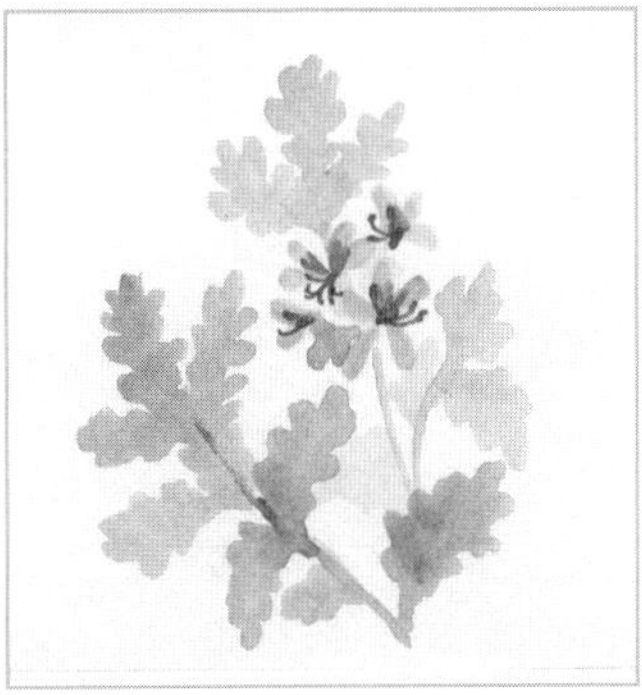

●この精油の特徴
・学名／*Pelargonium graveolens*
・科名／フウロソウ科
・蒸留方法／葉の水蒸気蒸留法
・主産地／フランス・スペイン・モロッコ・エジプト・イタリア・南アフリカ
・ノート／ミドルノート
・香りの特徴／可愛らしい小花を思わせるような、優しい甘さのある香り。成分的にもバランスの取れた香りであることが知られている。和名はニオイテンジクアオイ。
●エレメンタル／風・水
●主な働き
・心への働き／明るく爽やかな気持ちになる。
・体への働き／女性のホルモンバランスを整える。
・皮膚への働き／皮脂や水分バランスを整えてくれるため、スキンケアによく利用される。

●
このカードの意味

・あなたは守られています。
・高次の存在たちのエネルギーを感じ取りやすい時です。
・亡くなった大切な人は、あなたを穏やかに見守っています。

●
こんな時に

・天界からのエネルギーを感じたい時
・亡くなった大切な人からメッセージがあるように感じる時
・植物や動物など自然のエネルギーに触れたい時
・見えない世界のことを受け留めたいと真剣に考える時
・よこしまなエネルギーから身を守りたいと感じる時

19. ネロリ

「あなたの王国を大切に」

精油からのメッセージ

ネロリ精油の香りにとても惹かれる人は、自分だけが理解できる『自分だけの王国』を子供の頃から大切に心の中に持っている人です。どこかチャーミングであどけない印象を受ける人が多いです。例えば可愛い雑貨屋さんを訪ね歩いたり、珍しい絵本を収集したりするのがとても好きな少女のようなイメージ。幼い頃から自分に向き合い、自分の気持ちに正直に生きてきた人であるにも関わらず、大人になるに連れて環境が変化し、そんなあどけない自分らしさをどこかに封印して、いつしか周りに合わせなければならなくなってしまった経験はありませんか？　そんなあなただけがわかっているあなたらしさを、今こそ大切に感じ取ってみましょう。自分のピュアで繊細な感性を、誰にもとやかく言われる権利はないはずです。心の中に育っていた遊び心溢れるあなたらしい喜びの芽に、もう一度水を与えてあげましょう。もしかしたら、一人になれる時間がなくなってしまっているかも知れません。あなた自身を省みて癒すために、自分らしい趣味を満喫できる時間を持つように、環境を整えていくといいでしょう。

また、ネロリは楽しかった子供の頃に戻りたいと願う時に、よくリーディングされることがあります。あなたの心の中の、まだ幼い頃の自分に会いに行くといい時期なのかも知れません。幼いあなた自身を抱きしめて優しく愛を伝えてあげて下さい。『あなたがいるから今の自分がいる』と感謝を伝えてあげると、幼いあなたはどんな欲求が満たされていなかったのかを告げてくれることでしょう。あなたが未来に向かっていくために、昔の自分からのメッセージを受け取る必要があり、今こそまさに最適な時なのでしょう。

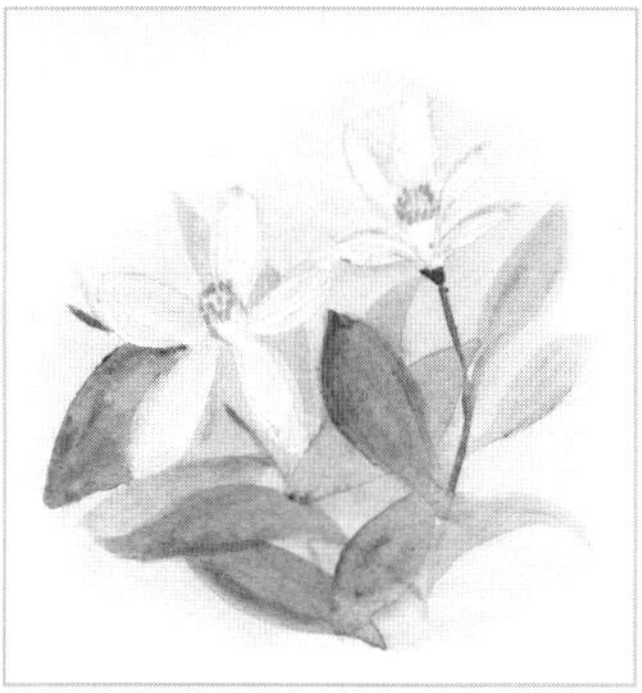

●この精油の特徴
・学名／*Citrus aurantium*
・科名／ミカン科
・蒸留方法／花の水蒸気蒸留法
・主産地／イタリア・フランス・モロッコ・チュニジア・エジプト
・ノート／ミドルノート
・香りの特徴／シトラス・グリーン・フローラル調が合わさった、気品ある明るい香り。ビターオレンジの花から採れる精油で、ネロラ公国の皇妃が愛した精油として有名。
●エレメンタル／風・地
●主な働き
・心への働き／朗らかな優しい気持ちになる。幸福感で心を満たす。
・体への働き／血行を改善する。
・皮膚への働き／細胞成長を促す。しわを防ぎ、肌に弾力を与える。

● このカードの意味

・自分の気持ちにうそをつかないようにしましょう。
・自分を心ゆくまで愛してあげましょう。
・あなたの心の声に耳を傾けましょう。

● こんな時に

・自分を大切に思えない時
・何だか自分らしさを発揮していない感じがする時
・日々の暮らしが自分のペースではなく、楽しくないと感じる時
・インナーチャイルドを癒したいと感じた時
・大人が形成する社会に対して漠然とした嫌悪感を抱いてしまう時

20. パイン
「コミュニケーション能力」

精油からのメッセージ

パインはマツの針葉と球果から採れる精油です。パインは古代から広大な範囲において宗教的な儀式に使用されてきました。マツが生える所はエネルギースポットであることが多いことも、偶然ではないのでしょう。パイン精油がリーディングされる人のテーマは『隠されたかのようにみえる、恵まれたコミュニケーション能力』です。元来、自分の意見や意志を人々に伝える力を持っているのに、何らかの事情でうまく表現することができない時に、パイン精油はあなたをサポートしてくれるでしょう。第5チャクラ（喉のチャクラ）の働きを整えると、あなたの意志をハートのこもった言葉で表現することが可能になり、直感で捉えた内容をうまく言葉にすることができるようになります。言いたいことを言わずにこらえなければならない状況が長く続くと、第5チャクラの働きが鈍くなってきます。喉元に溜まってしまったネガティブなエネルギーの詰まりを取り除き、本来の豊かな感情表現や自分らしい意見を主張することができるようになるために、パイン精油の力を借りてみましょう。

例えば、とてもおいしいケーキが一つだけ残っている時に、なぜか『私はなくても大丈夫』と友達に譲ってしまうクセはありませんか？　本当に必要なものがある時に、最後の最後に掴み取るのをあきらめてしまうような、日本人に多いこの気質の持ち主に、パイン精油は優しく手を差し伸べてくれるようです。あなたにとって大切なものがあと一歩のところに迫っている時にも、心置きなく手に入れることができるよう、あなたの背中を押してくれる頼もしい精油です。パイン精油を味方につけて、嬉しいことを諸手を挙げて喜べるようになりましょう。そんなあなたの姿を見て、人々の心にも喜びの種が育つように。

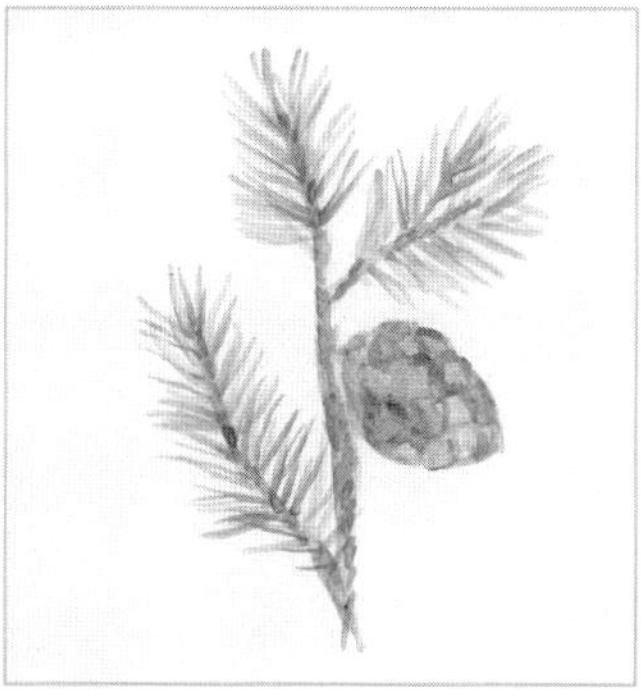

●この精油の特徴
・学名／*Pinus sylbestris*
・科名／マツ科
・蒸留方法／葉と球果の水蒸気蒸留法
・主産地／オーストリア
・ノート／ミドルノート
・香りの特徴フレッシュで清々しい針葉樹林の香り。林の中を散歩している時のように呼吸を深くしてくれる。昔から肺の感染症に使われてきた精油。
●エレメンタル／風・地
●主な働き
・心への働き／心に活力を与えてくれる。
・体への働き／肺や気管支の炎症を抑え、感染を未然に防ぐ。
・皮膚への働き／皮膚の炎症を抑える。
●注意／皮膚への刺激が強いため、使用量に充分注意すること。

●このカードの意味

・伝え、表現することに喜びを見出しましょう。
・コミュニケーション能力を高めることが問題の解決につながります。
・第5チャクラを活性化しましょう。
・大切なものを手に入れる勇気を持ちましょう。

●こんな時に

・言いたいことがあるのに、なかなか言えない時
・どうせ言葉にしてもわかってもらえないだろうと感じている時
・意見を言って問題化するより、黙っていたほうが幸せだと感じる時
・人と話すことに苦手意識を持っている時
・成功を掴み取りたいのに、最後になぜかあきらめてしまう時

21. ブラックペッパー

「地に足をつけた生活」

精油からのメッセージ

黒コショウの実から採れる精油です。身体を温めてくれるスパイスとして有名なこの植物からのメッセージは『人間として地に足を付けた生活を送ることの重要性』を振り返ることです。とかく頭脳ばかりを使う現代の生活において、エネルギーは上へ上へと偏りがちです。エネルギーが浮ついた状態になると、思考ばかりが先行してしまい、現実を第一に捉え直視することが困難になってきます。左脳教育を重要視した現代教育を受けてきた私たちにとって、考えることをストップさせることは非常に難しいことのように思えるかも知れません。しかし、現代に生きる私たちだからこそ、考えることをストップして、今の現状を肌で感じることの大切さに気付くべきだとこの香りは謳っています。また、この精油は第1チャクラ（基底のチャクラ）・第2チャクラ（丹田のチャクラ）の回転を整えてくれます。あなたが人として生きていくのに欠かせない、ガイア＝母なる地球との繋がりを強固にして、動物としての人間という部分にエネルギーが満たされていくのを感じるかも知れません。ガイアからのマグマのエネルギーは赤くドロドロとした、生命力を湛えている光なのです。この力強いエネルギーを全身で受け取り、生命を満喫して楽しむことにフォーカスすると、生きていることを実感した素晴らしい生活があなたを待っているはずです。この機会に、山や海など自然環境の豊かな土地に旅行に行って、地・水・風・火の四大元素を呼び込み、地球全体を感じてみましょう。時間がない場合はガーデニングや陶芸など、身体を使って土に親しむことをお勧めします。

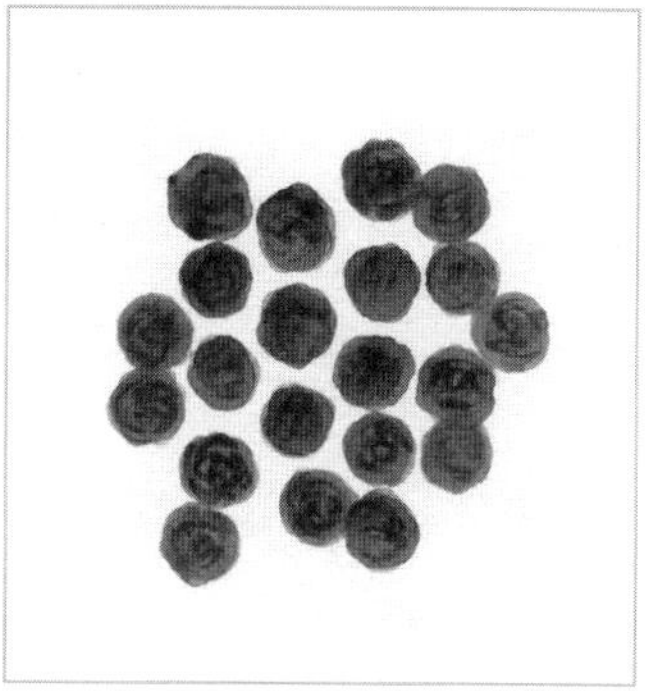

●この精油の特徴
・学名／*Piper nigrum*
・科名／コショウ科
・蒸留方法／果実の水蒸気蒸留法
・主産地／インド・マレーシア・マダガスカル
・ノート／ミドルノート
・香りの特徴／スパイシーで温かみのあるコショウの香り。代表的なスパイスで、古代から貿易品として高い価値が付けられていました。
●エレメンタル／地・火
●主な働き
・心への働き／刺激的に働きかけて、リフレッシュさせてくれる。
・体への働き／血行をよくして身体全体を温める。
・皮膚への働き／打ち身やあざなどの血流をよくして治りを早める。
●注意／肌に対して刺激があるため、使用量・使用法を充分に注意すること。

● このカードの意味

・*グラウンディングが必要です。
・地球のエネルギーを感じましょう。
・自然の生命力に触れましょう。
・この地球に息づいていることを喜び、謳歌しましょう。

● こんな時に

・頭脳労働が生活の中心になってしまっていると感じた時
・考えだけが一人歩きしてしまい、身体がついてこない時
・アイデアは浮かぶのに実行に結びつかない時
・身体が宙に浮いている感じがする時
・仕事が思うようにはかどらない時

22. マートル

「豊かさ」

精油からのメッセージ

美の女神ヴィーナスは誕生した後、あまりの美しさに目を奪われた神々の手から逃れるために、マートルの木陰に逃げ込んだと言われています。この精油がよく選ばれる時には、何らかの豊かさがあなたの手にもたらされるチャンスの時期と言えそうです。欲しかった物が急に手に入ったり、精神的に豊かになれる趣味を持つことができたりと、素敵な出来事が舞い込んできそうです。あなたにもたらされようとしているその豊かさは、本来のあなたが手に入れて然るべきものなのです。天からのあなたへのプレゼントと思って、充分に受け入れられるよう心の準備をしましょう。

マートルの香りは、初めこそ鋭い酸味を感じますが、徐々に素晴らしく高貴な天然の香水とも呼べるような豊かな香りに変化していきます。どうしてもこの香りを好ましく思えない人の中には、真面目で自制心が強過ぎるあまり、豊かさを受け取る資格がまだないのではないかと、心の中で自分に許可を与えることができない人がいるようです。これを機に自分が豊かさを充分に受け取ってよいと許可しましょう。子供の頃に勉強を熱心にしなくても、行儀よく食事ができなかったとしても、あなたは愛されるべき人物なのです。もしあなたが幼い頃に例えば、「○○しなくてはお菓子はあげないよ」などと条件を達成しないと褒められない環境で育った可能性があるのなら、今こそその愛情に別れを告げて、本来のあなたを思い出してみましょう。あなたは神聖な側面を持つ素晴らしい存在であり、あなた以外の全ての人もそれぞれ尊い存在であることを、すでに知っているはずです。今こそ心の目で、周りの一人ひとりの魂の輝きを感じてみましょう。――以前にも増して豊かな世界があなたを待っています。

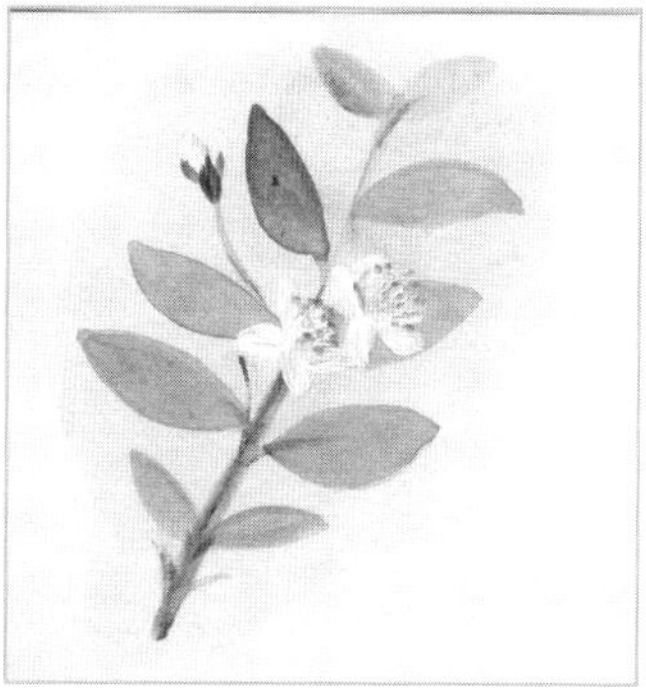

●この精油の特徴

・学名／*Myrtus communis*

・科名／フトモモ科

・蒸留方法／葉の水蒸気蒸留法

・主産地／モロッコ・チュニジア・オーストリア

・ノート／ミドルノート

・香りの特徴／フレッシュで神聖な透明感のある香りの上に、少し酸味のあるグリーンの香りが乗っている。和名はギンバイカ。旧約聖書には平和を意味する植物として記されている。

●エレメンタル／水・風

●主な働き

・心への働き／荒立った感情を落ち着かせる。

・体への働き／呼吸器系・泌尿器系の不調を和らげる。

・皮膚への働き／皮膚を殺菌して清浄に保つ。

●このカードの意味

・あなたに豊かさが訪れようとしています。

・豊かさを充分に受け取ることができるように、自分に許可を与えましょう。

・本来あなたが持っている神聖な側面を思い起こしましょう。

●こんな時に

・目に見えるこの世界だけが全てだと思う時

・自分を卑下してしまう時

・知らないうちに自分の欲求を自制してしまうクセがある時

・喜びを得るためにはまず苦しみを充分に体験しなければならないと考えてしまう時

・自分は幸せになってはいけない人間だと思い込んでしまっている時

23. ラベンダー

「スピリチュアリティの向上」

精油からのメッセージ

アロマテラピーで最もよく知られている精油と言えばラベンダーです。ラベンダーの語源は、ラテン語の『洗う』という意味に由来しています。そんなラベンダー精油からのメッセージが『エネルギーの清めにより、あなたのスピリチュアリティは大きく向上しようとしています』であったことは、偶然の一致とは考えられません。この精油が選ばれる時は、ネガティブなエネルギーを自分の中に抱え込まないように注意すると良いでしょう。人は日々の生活の中で自分の中から湧き出てくる不安や恐れ、怒りなどの負の感情ばかりではなく、周囲の人々が発するエネルギーに影響されることもあります。また、オーラの層は人体よりもかなり大きなものですから、身を置いている環境や所属している団体によっても、オーラの状態は無意識レベルで互いに影響し合っていると言えます。

頻繁にこの精油がリーディングされる人の中には、エネルギーに敏感な体質の人もいるようです。ぜひラベンダー精油を使ってスプレーやバスソルトを手作りして、ネガティブなエネルギーを解放してみましょう。

小花の深い紫色からも見て取れるように、ラベンダー精油の波動は高い精神性を内在しています。あなたを高次元の世界へと導く扉のような役割をしてくれるため、*サードアイの活性化や天界の存在たちへと繋ぐ際にチャンネルを合わせやすくするなど、神秘的な領域に優れた作用を持つ香気と言えます。あなたが精神的なバランスを保ちながら、スピリチュアルな世界を受け留めつつ、今を生きることを真剣に願う時、この精油は素晴らしい力を惜しみなく与えてくれることでしょう。

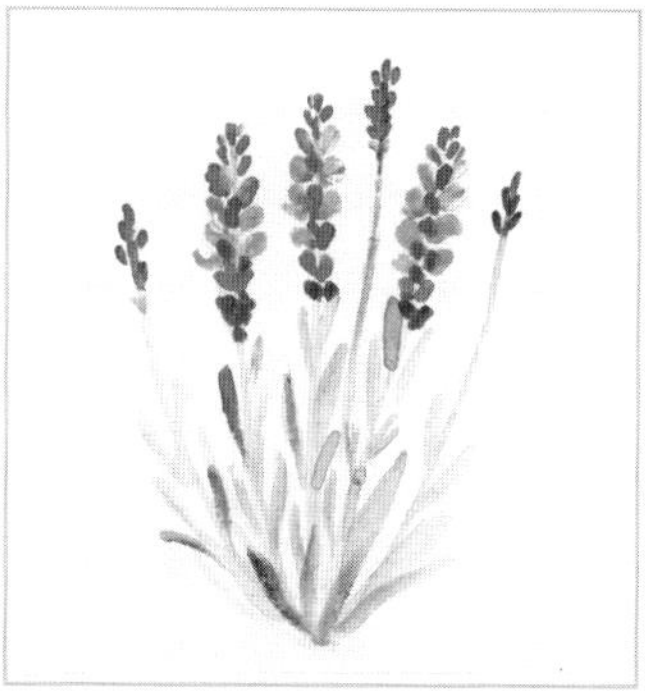

●この精油の特徴
・学名／*Lavandula officinalis*
　　　Lavandula angustifolia
・科名／シソ科
・蒸留方法／花と葉の水蒸気蒸留法
・ノート／ミドルノート
・主産地／フランス・ブルガリア・オーストラリア・イタリア
・香りの特徴／華やかで軽い、ハーブ調とフローラル調を含む香り。アロマテラピーでは最もポピュラーな精油。どんな肌にも使いやすく、作用も多岐にわたるのは、精油中に含まれる成分の種類が多いため。バランスのとれた精油と言える。
●エレメンタル／水・地
●主な働き
・心への働き／張りつめた感覚を和らげてリラックスへと導く。
・体への働き／血行を良くすることにより、頭痛や筋肉痛などの痛みを和らげる。
・皮膚への働き／皮膚の炎症を鎮める。虫刺され、やけどなどの腫れを和らげる。

● このカードの意味

・スピリチュアリティが向上しています。
・身辺のエネルギーの浄化を意識しましょう。
・不要なエネルギーを吸収しないように心がけましょう。
・やりたいこと、しなければならないことの違いを整理して、エネルギーのギャップを生まないようにしましょう。

● こんな時に

・理由もなくいつも精神的に疲れていると感じる時
・周囲のエネルギーを敏感に感じ取ってしまう時
・オーラやチャクラをクリーニングする必要性を感じた時
・精神的なバランスを保ちたい時
・質のよいライトワーク*をしたいと願う時

24. ローズオットー

「心に炎を灯す」

精油からのメッセージ

ハートの中が空っぽになってしまったかのような無力感に襲われている時期に、この精油はよく選ばれます。ローズオットー精油はあなたが本来、暖かく愛情溢れた心の持ち主であることをよく知っています。大切なものを失って一時的に情熱の火が消えてしまったかのように見えるハートや、過去に経験した衝撃的な状態から自分の精神状態を守るため、自らフリーズさせてしまったハートに、優しいピンクの炎を灯してくれます。ローズオットーの炎は温和ながら強力です。確実にあなたの精神を暖め、癒してくれるでしょう。ローズは古代から愛の花として有名で、古代ローマ帝国の暴君ネロ皇帝をはじめ、様々な国の王族・貴族層の人々を魅了し愛されてきました。きっと彼らは目の前に並べられた物質だけでは決して満たされることのない、彼らにとって本当に必要だった真の愛情を本能のままに探し求めていたからこそ、この香りをこよなく愛したのかも知れません。

またローズオットー精油は、自分の中に秘められている女神を呼び覚ます香りでもあります。ローズオットーの香りを好ましくないと感じ取る女性には、自分の中に美しく官能的な女性性が眠っていることにまだ気付いていない人が多いのです。女性らしいファッションをすることになぜか違和感があったり、うまく自分の女性らしさを表現するのに照れてしまうことはありませんか？　たとえ日々の生活に追われて奔走している現実があったとしても、あなたの中には確実に女神が存在しているのです。自分を否定することなく、ぜひこのロマンチックな香りに身を委ねてみて下さい。ローズオットー精油の香りによってあなたの心が慈しみの精神で満たされ、人生を、よりアクティブに闊歩することができるでしょう。

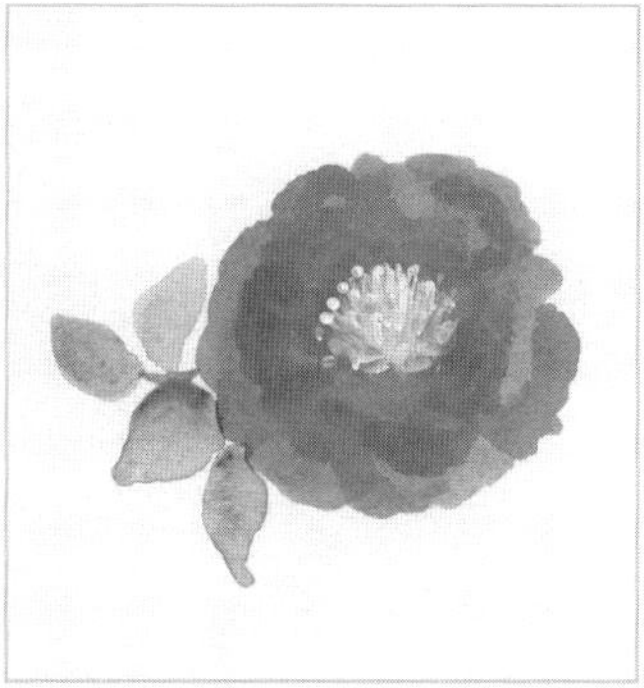

●この精油の特徴
・学名／*Rosa damascena*
・科名／バラ科
・蒸留方法／花の水蒸気蒸留法
・主産地／ブルガリア・モロッコ・トルコ
・ノート／ミドルノート
・香りの特徴／うっとりと優しい、水分を含んだ芳醇なバラの香り。最高の香りと謳われており、現在でも非常に高価で貴重な精油。低温になると固まるため、手で温めるとよい。
●エレメンタル／火・水
●主な働き
・心への働き／無気力感や過緊張を和らげる。
・体への働き／月経関連の痛みを和らげる。消化器系の働きを活性化する。
・皮膚への働き／肌を若返らせるためアンチエイジング用のスキンケアによく用いられる。皮膚の炎症を鎮める。

● このカードの意味

・あなたの心に情熱の炎が灯ります。
・真の愛情はあなたの内側にあります。
・ロマンティックな時間を楽しみ、ハートに活力を与えましょう。

● こんな時に

・心が虚しく、気力が涌いてこない時
・何に対しても情熱を持って接することができない時
・日々の生活に追われ、自分を十分に満たしきれていないと感じる時
・女性らしい自分がうまくイメージできない時
・（女性の場合）自分は男性に生まれるべきだったと考えたり、ボーイッシュでいたいと思う気持ちが強い時

25. イランイラン

「女性性の解放」

精油からのメッセージ

あなたの中の女性性について今一度思い返してみましょう。――あなたが『女性らしさ』という言葉から連想する言葉にはどういったものがありますか？　真の女性性が代表する特質は、全てをいったん受け入れることのできる受容力・多くの現象を生み出す創造力など、心底から溢れ出る力強さを兼ね備えたものであることを受け留めてみましょう。イランイランの精の姿は非常に優雅で喜びに満たされながらも、かといって飾られてはいない、ナチュラルな力強さを備えた女性のようなエネルギーを備えています。そんな魅力的で力強い女神のような資質が、あなたの中に眠っているのです。あなたが本来持っている強い女性性をより開花させるためにも、女性らしい自分を楽しめるような時間を持つよう心がけましょう。良い香りのするアメニティに彩られた優雅なバスタイムや、日常をより豊かなものにする文化教室など、自分を楽しませることを最優先しましょう。

男女問わず、自分の中の女性性のバランスが整えられていくと、現実に足が着いて思い描いたことを現実の世界に創り出すための力がみなぎってくるのを感じ取ることができます。ちょうどイランイラン精油の香気が第1・第2チャクラを活性化して第4チャクラをイキイキとさせてくれるように、ハートで捉え、考えた事を何の抵抗もなく実現できるようにしていくため、理想として描いた未来図が、時間の軸を越えて目の前に再現されてくるような感覚に陥ることもあります。今こそ、あなたの中の女性性を解放し、より豊かで創造的な未来に向かって羽ばたくことができるでしょう。

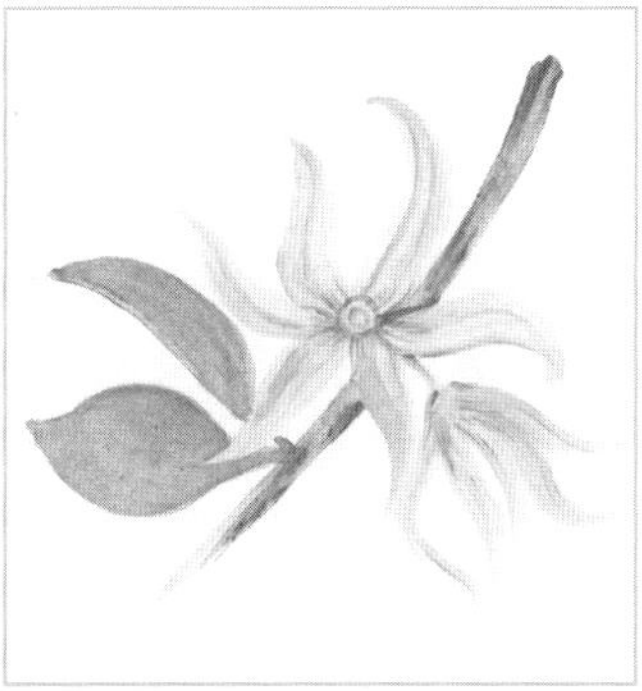

●この精油の特徴
・学名／*Cananga odorata*
・科名／バンレイシ科
・蒸留方法／花の水蒸気蒸留法
・主産地／フィリピン・マダガスカル・コモロ・インドネシア
・ノート／ベースノート
・香りの特徴オリエンタルで濃厚な花の香り。マレー語で『花の中の花』という意味に由来する名前。好き嫌いが大きく分かれる特徴的な香りと言える。
●エレメンタル／水・地
●主な働き
・心への働き／緊張や不安で憔悴した心をゆるめてくれる。
・体への働き／血管を広げるように働く。性的な不全を和らげてくれる。
・皮膚への働き／脂性肌や頭髪ケアによく利用される。
●注意／頭痛や吐き気を催すことがあるので、使用法・使用量に注意し、換気を心がけること。

●このカードの意味

・あなたの中の女性性を解き放ちましょう。
・真の女性らしさについて考えてみましょう。
・創造力を高めてクリエイティブな人生を歩みましょう。

●こんな時に

・なぜか女性らしく振舞うことに抵抗を感じる時
・自分は生まれてくる性別を間違ってしまったと感じる時
・自分のハートを満たす時間がなかなか取れない生活を送っている時
・自ら生み出すことが苦手で、人生をより創造的なものにしたいと考える時
・とてもよい計画を思いついているのに、なかなか現実化しない時

26. サンダルウッド

「自分の内側と対話する」

精油からのメッセージ

日本で古くから用いられているビャクダンから採れる精油です。線香の香りとして仏教の伝来と共に普及し始め、長きに渡り親しまれてきた高貴な香り――その品のある香りに魅了され、精油ばかりではなく香木そのものに細工を施した数珠や扇子も多くの人々に愛されています。このオリエンタルな香りは、『全ての答えはあなた自身の心の中に、すでにそろっている』ことを教えてくれます。サンダルウッド精油はあなたの意識を更に内側へと誘ってくれます。瞑想に最適な香りと言われる所以はここにあるようです。

サンダルウッド精油が頻繁にリーディングされる時には、一人きりになってただ自分の中を見つめるための時間的なゆとりを、ぜひ作ってみて下さい。サンダルウッドの香りを焚いて瞑想していると、急に視点が上空に上っていくことがあります。そして、今の自分が日常で捕われている事を、高い視点で冷静に客観視している自分に気付くでしょう。ちょうどあなたの*ハイヤーセルフ（高次の自己）から見たかのような光景です。空間軸・時間軸をはずし、自分が身を置いている環境を見直した時、何か大きな発見や打開策が見えてきそうです。

『あなたの求めている答えはあなたの中にある』のです。スピリチュアルなセッションやカウンセリングに行くよりも、まず自分で自分を観察してみる方が、的確な答えが得られそうです。本当のあなたはあなたが思うよりずっと神聖な存在です。自分に自信を持つことができなくなった時には、この香りを嗅いで　あなたが身を置いている環境を高い視点から、何の感情も入れずに観察してみるとよいでしょう。答えを外に求めても満足できないレベルに、あなたは立っているということを認めましょう。

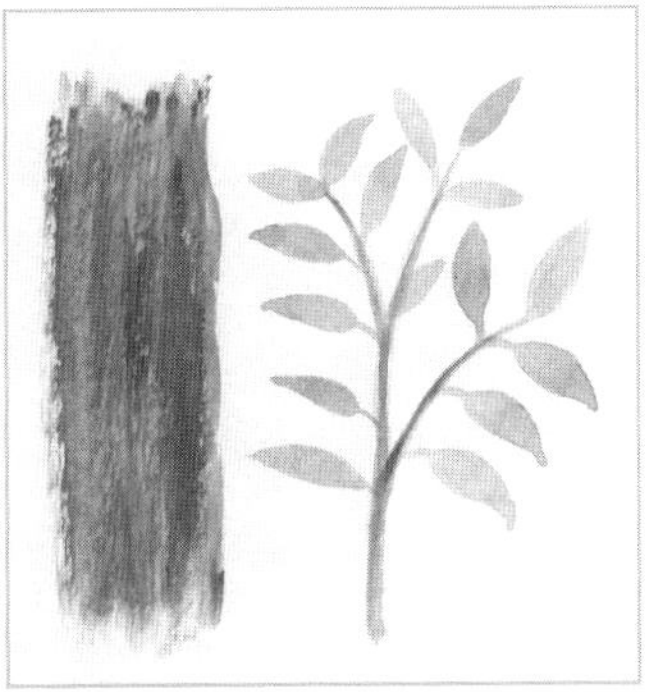

●この精油の特徴
・学名／*Santalum album*
・科名／ビャクダン科
・蒸留方法／心材の水蒸気蒸留法
・主産地／インド
・ノート／ベースノート
・香りの特徴／落ち着きのある、いつまでも色あせないビャクダンの香り。樹齢30年以上の樹の心材のみを原料とするため、非常に貴重。その素晴らしい香りから乱獲が進み、絶滅に瀕している。
●エレメンタル／地・火・風
●主な働き
・心への働き／心を穏やかにし、落ち着いた心境に立ち返らせる。
・体への働き／呼吸器系の炎症を穏やかにする。泌尿器系の感染症にも古くから使われてきた。
・皮膚への働き／肌を柔らく整えるため、ひび割れを和らげる。

●このカードの意味

・自分の内側を知るための時間を持ちましょう。
・今起こっていることを冷静な視点に立って、見てみましょう。
・答えはあなたの内側にあります。

●こんな時に

・混沌とした悩みを抱えて生活していると感じた時
・人間関係でトラブルを抱えている時
・自分に自信がなく、日々追われるままに過ごしていると感じる時
・瞑想したい時
・冷静な視点に立ち返りたい時

27. シダーウッド

「ゆるぎない偉大な自己」

精油からのメッセージ

シダーウッドは古代から、フランキンセンスやミルラとともに神聖な香木とされてきました。シダーウッド精油は森の奥にある大きな木そのものの香りがします。広々とした大地に根付き、ゆったりと大きな枝葉をたたえたシダーウッドの姿をイメージできるその香りは、私たちを『ゆるぎない偉大な自己への気付き』へと導いてくれます。あなたはシダーウッドのように、大きく力強く立つ、誇り高き塔のような資質を持っています。神聖な光を一身に浴びて受け取り、やがて自分の周りに流していきます。あなたの近くにはそのエネルギーに触れたい人々が集まり、やがて豊かな環境を形作っていくのです。

あなたは神々しい光のエネルギーを受け取って、過剰なエネルギーは地球の大地へと返す、まるで塔のような存在なのです。余分なエネルギーは地球でリサイクルされて、今それを欲している人々が受け取っていくでしょう。大いなるエネルギーの循環に貢献できる、地球から見ても嬉しい存在なのです。

シダーウッド精油の香りを無意識に拒否してしまうことがあるとすれば、低い波動のエネルギーに翻弄されてしまっている可能性があります。利益追求や他人の迷惑を省みない姿勢を根本とした思想には、あまり好ましくないエネルギーが寄ってきます。また、自分の意識に問題がなかったとしても、波動の悪い場所に出入りする機会が多かったり、ジャンクフード中心の食生活を送っていると、あなたを取り巻くエネルギーの状態は悪化していきます。内なる強固な自己を充分に認めさえすれば、低いエネルギーに惑わされることはありません。あなたは神聖な生命力そのものなのです。

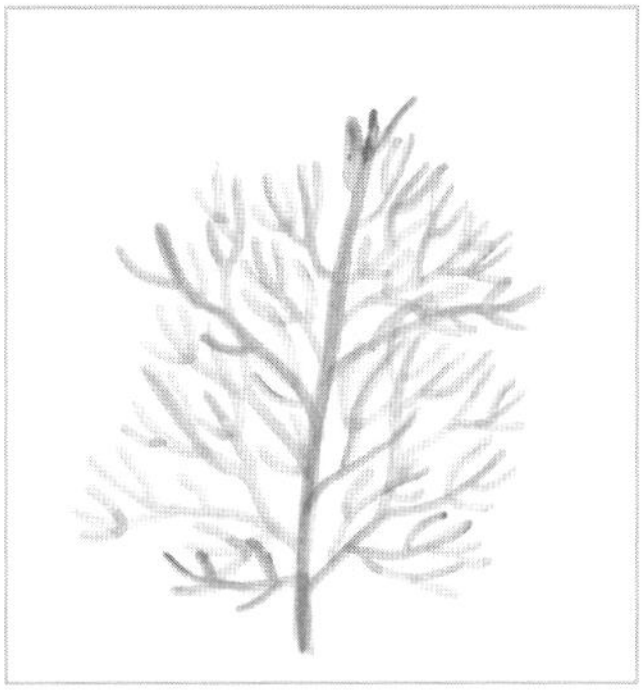

●この精油の特徴
・学名／*Cedrus atlantica*（アトラスシダー）*Cedrus deodora*（ヒマラヤシダー）
・科名／マツ科
・蒸留方法／木部の水蒸気蒸留法
・主産地／モロッコ・アルジェリア
・揮発性／ベースノート
・香りの特徴／深い森の奥を思わせるような水分をはらんだ木の香り。古代から宗教的な儀式や、感染症の治療薬としても使われてきた有用植物。
●エレメンタル／地・水
●主な働き
・心への働き／緊張をほぐし、不安感を減らしてくれる。
・体への働き／呼吸器系の炎症を和らげる。循環器系の流れをよくする。
・皮膚への働き／脂性肌の皮脂の分泌をコントロールする。皮膚の感染症を和らげる。
●注意／妊娠中・授乳中は使用しないこと。

●このカードの意味

・大きく神聖な自己に気付きましょう。
・あなたは周囲にエネルギーを流していく電波塔のような人です。
・エネルギーワークを行うのに適しています。
・低い波動のエネルギーを寄せ付けないことが大切です。

●こんな時に

・自分がとても小さな存在のように思えてしまう時
・自分が得た成果について過小評価してしまう時
・エネルギーワークを行おうとする時
・快活な生命力で満たされたいと感じた時
・低い波動のエネルギーがまとわりついていると感じた時

28. シナモンリーフ

「過去との決別」

精油からのメッセージ

シナモンは、昔から魔術的な用途に使われることの多かった植物です。刺激的で熱感のあるこの香りからのメッセージは『あなたを取り巻くエネルギー環境を一掃します。過去とのしがらみや過去へのエネルギーラインを、今、強力な火の力を使って燃やし尽くします』というものです。不死鳥フェニックスは、シナモンを含んだ薪から出た燃え盛る炎の中に身を預けた後に、不死という能力を手に入れて蘇ったと言われています。フェニックスはこの偉大な植物の意味を知った上で、過去を清算するために身を投じたのかも知れません。

この精油が頻繁にリーディングされる時は、自分の身の回りのエネルギーを一度リセットする必要があるようです。一番効果的な方法は自分のイメージの中で体の周りを取り巻くオーラが、白く眩しいほどの神聖な光で満たされる場面をイメージすることです。イメージすると実際にエーテル体の領域でその通りになるのです。

また、この香気が持つもう一つの大きなテーマは『過去をうまく切り離すこと』です。シナモンリーフ精油を無意識のうちに選ぶ人の中には、過去の強烈に心を乱された出来事や重要な場面、あるいは前世などの古い記憶に、未だにエネルギーを使ってしまっている人が少なくありません。過去の出来事や関係のあった人との間に大きなエネルギーパイプラインができてしまっており、知らないうちに自分の大切なエネルギーを送り続けてしまっているのです。大切なのは「今」なのです。過去の思い出があったからこそ、今のあなたがあることにしっかりと感謝し、その後はもうその時点に立ち返ることなく、前を向きましょう。大きく開かれた陽々とした未来に向かって、今こそ飛びたつ時なのです。

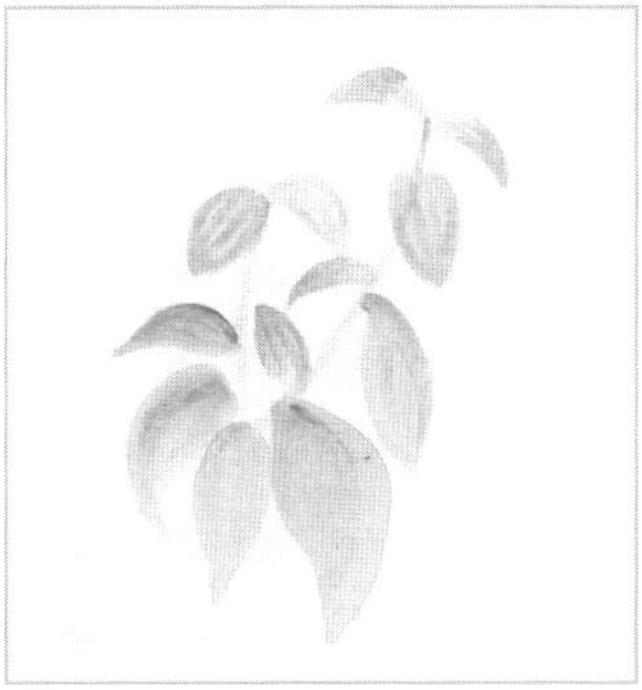

●この精油の特徴
・学名／*Cinnamomum zeylanicum*
・科名／クスノキ科
・蒸留方法／葉の水蒸気蒸留法
・主産地／インド・インドネシア・マダガスカル
・揮発性／ベースノート
・香りの特徴／スパイシーな刺激のある、甘く熱い香り。日本ではニッキの香りとして有名。お菓子や飲料の香り付けとしてよく利用されている。
●エレメンタル／火・風・地
●主な働き
・心への働き／憔悴した心にやる気を蘇らせる。
・体への働き／冷えを改善して、内臓筋の動きを助けるため、消化を促したり生理痛を和らげる。
●注意／刺激性が高いため使用法・使用量には充分注意すること。妊婦・授乳婦・乳幼児は使用を控えること。

●
このカードの意味

・過ぎてしまった出来事に、今なおエネルギーが送られてしまっています。
・不必要なエネルギーを浄化しましょう。
・古い記憶を手放すのに適した時期です。

●
こんな時に

・精神的にどんよりとしており、浄化の必要性を感じた時
・なぜか体が疲れやすく、意識が過去に向かいがちな時
・自分を取り巻くエネルギーを一度リセットしたい時
・過去の思い出にどっぷり浸ってしまっている時
・辛かった過去を今でも引きずっていると感じる時

29. スパイクナード

「人を育む」

精油からのメッセージ

あなたは母なる愛を持っている人です。特定の子を持つ母というより、神聖なエネルギーを持って他の人々が育つ基盤となるような場所を整え、誰がきてもオープンな視点に立って優しく見守ってあげることができるという尊い能力を確かに持っています。ボランティア精神に溢れ、福祉や育児に対する関心が高く、長きに渡り人を育てるということに心を砕いていく人かも知れません。あなたの内側に在る深い慈愛の精神を、どうぞ大切にして下さい。どんなことでも先陣を切って物事を起こすということは、簡単なことではありませんが、あなたが始めたことは後々人々に大きな喜びをもたらすでしょう。その純真な深い愛情を絶えず忘れないでいましょう。

この精油が頻繁にリーディングされる人は、一見穏やかな笑みが印象として残る優しい人ですが、芯の強い部分を備え持っており、やりたいことを一途にやり遂げようとする強い精神を持つ人が多いのです。何事も始めて間もない頃には、多くの苦労が押し寄せるものですが、後の時代に多くの人々からの称賛を浴びるような、先見性を帯びた内容の物事に心身の活動力を注ぎ込んでいくことでしょう。

聖書には「ナルドの香油」が登場します。『マリアが純粋で非常に高価なナルドの香油を一リトラ持って来て、イエスの足に塗り、自分の髪でその足をぬぐった。家は香油の香りでいっぱいになった』（ヨハネによる福音書12章）このナルドの香油とは、スパイクナードの浸出液であることがわかっています。神秘的で高貴な香油で子を癒そうとする彼女の精神を象徴する、素晴らしいエピソードと言えるでしょう。あなたに備わった高い精神性からなる愛情を、将来多くの人々に分け与えられると素晴らしいですね！

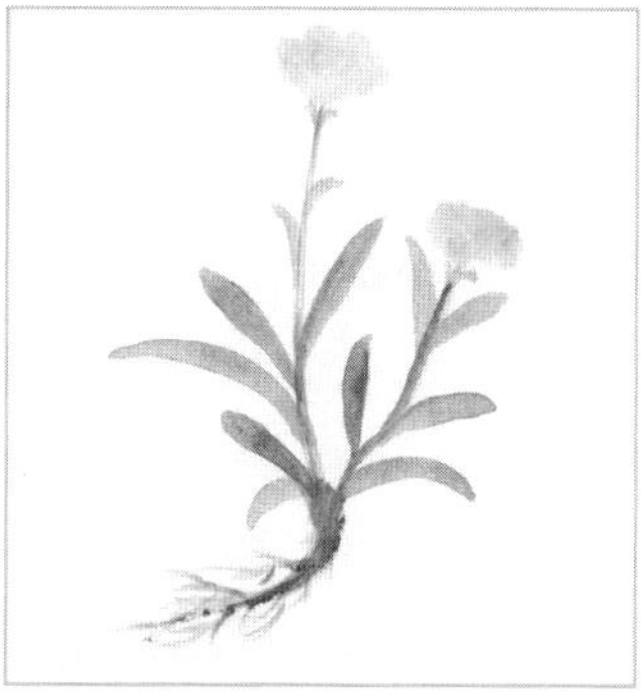

●この精油の特徴
・学名／*Nardostachys jatamansi*
・科名／オミナエシ科
・蒸留方法／根の水蒸気蒸留法
・主産地／ネパール・インド
・ノート／ベースノート
・香りの特徴／根の湿ったノートにオリエンタルで魅力的な香りが乗っている感じ。別名を甘松香という。ヒマラヤの山岳地帯に自生しており、その女性らしい重さのある香りが尊ばれ、珍重されてきた。
●エレメンタル／エーテル・火
●主な働き
・心への働き／緊張をほぐし、眠りへと誘う。
・体への働き／呼吸器系の炎症を和らげるように働く。
・皮膚への働き／肌の炎症を和らげる。

●このカードの意味

・あなたには人を育成する能力があります。
・福祉・育児・教育分野におけるオリジナルの考えを大切にしましょう。
・あなたの持つ有志の心（ボランティア精神）を重要視しましょう。

●こんな時に

・ボランティアなど、自分のできることを通じて社会貢献したいと考える時
・福祉や育児問題について真剣に考えている時
・自己実現を通して社会を明るく変革したいと考える時
・神聖な深い愛情を大切にしたい時
・先見性が重要視されることを始めようと思い立った時

30. パチュリ

「今ここを生きる」

精油からのメッセージ

東洋的なこの香りは、アジア圏内で広く使われている薬草から採れます。日当たりの良い、肥沃な土地に大きな葉を広げて育つパチュリは、雄大な大地との結びつきを感じさせてくれます。パチュリ精油からのメッセージは、『今ここにいることを思う存分楽しみましょう』――意識が過去や未来に飛んでいってしまいがちな私たちには、焦点を今に合わせてくれる重要なメッセージを携えたハーブと言えるでしょう。ストレス状態にある時、昔は良かったとか、将来はこんなはずではないなどと、過去もしくは未来に意識を飛ばして今を逃避してしまうクセはありませんか？「今」を頭で捉えようとするのではなく、肌で感じながら瞬間瞬間を思い切り楽しんでいくこと――それこそが真に大切なことだと、この香りは伝えてくれています。今を充分に楽しみ、120％の自分を常に満喫すること。それが集積されたあなたの未来は、可能性が大きく開かれ、あなたが描く理想以上になる可能性が大いにあるのです。未来は決められてはいません。全てはあなたの自由な意志にのみ、基づいているのです。自分の枠を決めてしまうことなく、あなたが大切だと感じたことをまず行ってみて下さい。今のあなたが愛に溢れて満たされていることが何よりも重要なのです。あなたがしたいと感じたことを行うことを、決して後回しにしないで下さい。また、今の自分にはその幸せを受け取る資格がないなどと、考えないで下さい。今を充実して生きているあなたを見て、心の底から励まされる人が大勢いるのです。今こそあなたに与えられようとしている幸せを充分に満喫して下さい。日常が光に溢れていることを再発見していくあなたの姿を、パチュリ精油の優しく力強い香りはずっと見守ってくれるでしょう。

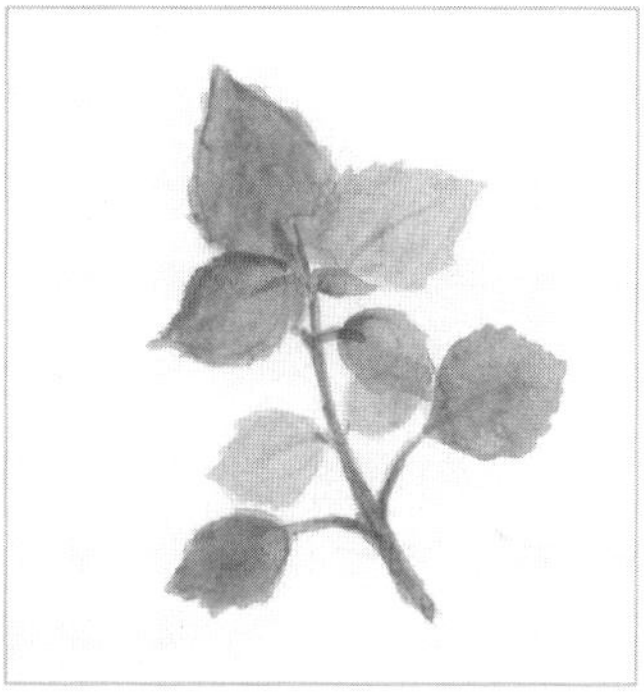

●この精油の特徴
・学名／*Pogostemon cablin*
・科名／シソ科
・蒸留方法／葉の水蒸気蒸留法
・主産地／インド・マレーシア・インドネシア・ミャンマー・パラグアイ
・揮発性／ベースノート
・香りの特徴／スモーキーなオリエンタルノートに苦い葉のグリーンノートの後残りが続く。ブレンドの際、他の香りも持続しやすくなるため香りの保留剤としても利用される。

●エレメンタル／地・水・火

●主な働き
・心への働き／深い落ち着きを取り戻してくれる。情緒を安定させる。
・体への働き／過食など神経過敏からくる食欲を抑える。
・皮膚への働き／肌荒れ・ひび割れを和らげるクリームに用いられる。

このカードの意味

・今ここを楽しみましょう。
・今が一番大切であることを知りましょう。
・真のあなたらしさを満喫しましょう。
・過去や未来に意識を向け過ぎないようにしましょう。

こんな時に

・ストレスがかかった時、過去の栄光に立ち返ってしまう時
・遠い未来の夢ばかりに意識が行ってしまう時
・自分にできるのはこの範囲までだと、自分を制限してしまう時
・情緒を安定させたい時
・今の自分を再認識したい時

31. パルマローザ

「プライド」

精油からのメッセージ

オリエンタルな印象を持つローズ様の香りの中にも芯のあるこの香りは、落ち着いているのに、明るく楽しい気分になるから不思議です。パルマローザ精油からのメッセージは『あなたの自尊心に焦点を当てましょう。難しい問題も、溢れる愛情も、隣人と分け合うという視点を持つよう心がけましょう』です。——自尊心（プライド）を持つことは良いことです。自分に自信を持ち、何事にも動じず意志を貫くあなたの姿勢は、周囲に多くの感銘を与えてきたことでしょう。しかしながら、同僚やライバルの動向が気になり、自身の立場が危うくなるとすぐに批判精神が頭をもたげ、周りとの関係を断ち切って距離を置いてしまうことはありませんか？　あなたには、何事に対しても寛大に、優しく接することができる一面が眠っています。この機会にぜひ自分のプライドについて、受けとめてみましょう。

自分と他人を一方向でしか測れないものさしで比較するのは、自分を深い部分で信じきれていないことが原因かも知れません。自分と他人を比較すること自体が、自分を無意識のうちに傷つけているのではないでしょうか。素晴らしい成果を上げている人がいれば、その人を標的にするのではなく、賞賛して心から素晴らしいと感じればいいのです。また、自分の中にエゴが渦巻いていると思う人は、パルマローザ精油の香りの奥深さを感じてみましょう。今まであなた自身やあなたが守りたい人々に送ってきた濃いピンク色の愛情を、爽やかに透き通った真っ白な光に変えるためには、あなたと大切な人々を深いレベルで信じきることが大切です。恐れることなく、あなた自身を信じるための気力を、この香りは養ってくれることでしょう。

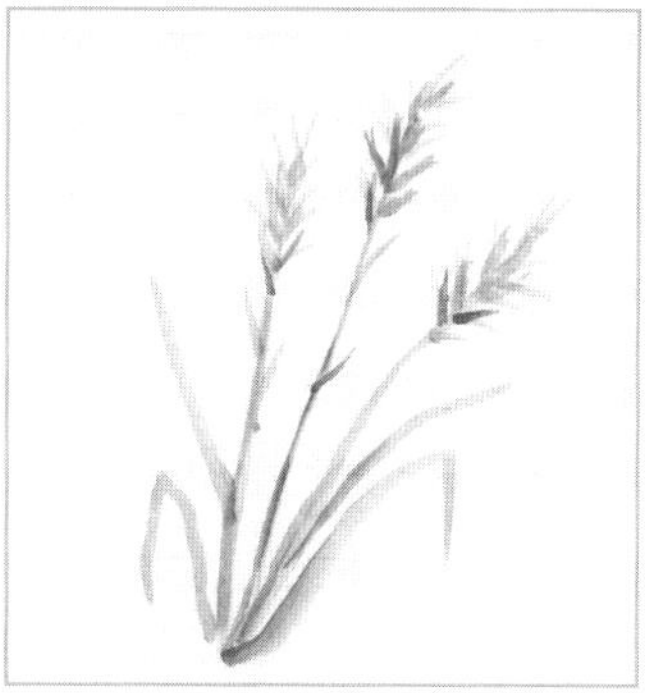

●この精油の特徴
・学名／*Cymbopogon martinii*
・科名／イネ科
・蒸留方法／葉の水蒸気蒸留法
・主産地／インド・インドネシア・セイシェル諸島・マダガスカル
・ノート／ベースノート
・香りの特徴／華々しい香りの中にも温かさを含む、ドライな香り。柔らかな花のような香りの印象を活かし、スキンケア商材や石鹸の香料として広く用いられている。
●エレメンタル／風・地
●主な働き
・心への働き／心を穏やかにしながら、楽しい気分にさせる。
・体への働き／消化を促す。
・皮膚への働き／肌細胞の成長を促し、水分と皮脂のバランスを整える。

● このカードの意味

・喜びをシェアする楽しみに気付きましょう。
・自分自身や親しい人を深いレベルで信じましょう。
・プライドやエゴに関する問題が解決するチャンスです。

● こんな時に

・すぐに自分を他人と比較してしまう時
・自分のプライドの高さが気になっている時
・損得を第一に考えている時
・自分をエゴイストだと感じた時
・人に物を頼むことが苦手だと感じる時

32. フランキンセンス

「高い神性」

精油からのメッセージ

『あなたには高い神性が、確かにあります。今こそ目には見えない、しかし確かに存在する世界を認めましょう』

――この精油が頻繁にリーディングされる時には、天界からのスピリチュアルなメッセージがあなたに届いていることでしょう。もしかしたらヒーラーとしての才能が開花しようとしている時期かも知れません。聖なる意志に基づいた生活を満喫しましょう。フランキンセンスにまつわる神聖なエピソードは数多くあります。古代エジプト王朝のファラオは、太陽神ラーとコンタクトを取る神聖な時間のみにこの香木を奉りました。また『新約聖書』の中には、キリスト生誕時に星に導かれて東方の三賢人が駆けつけ、ひれ伏しながら『神の薬』としてフランキンセンスとミルラを献上した様子が記されています。いずれのエピソードからも、神と呼ばれる高い存在に繋ぐ際に有効に使われた香りであることが見て取れます。また、この高貴な香りは第7チャクラ（クラウンチャクラ）の働きを活性化してくれます。あなたが直感を鋭くしたいと願う時、または天使やマスターといった天界の存在たちからのメッセージを受けたいと強く願う時に、大きな力となって協力してくれるでしょう。

フランキンセンスの香りと頻繁に出会って気になるのに、どうしても好きにはなれない香りだと感じている人の中には、本当は高いスピリチュアリティを持っているのに、現実社会のしがらみに固く取り巻かれており、自分自身の能力に全く気付かないまま、居心地が悪いと感じる生活を送っていることがあります。あなた本来が持つ高い精神性を自由に使い、あなたらしく輝いた暮らしを手に入れたいと望む時には、あなたが自分のクセと考えている思考パターンを手放すことから始めてみるとよいでしょう。

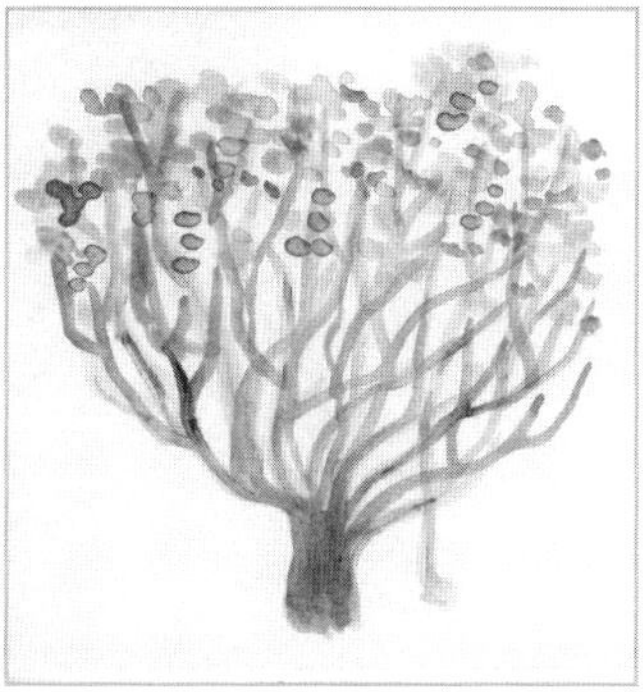

●この精油の特徴
学名／*Boswellia carterii*
・科名／カンラン科
・蒸留方法／樹脂の水蒸気蒸留法
・主産地／ソマリア・イラン・レバノン・エチオピア・エジプト
・ノート／ベースノート
・香りの特徴／涼感のある爽やかで鋭い樹脂の香り。神秘的な大木を感じることができる。和名は乳香。
●エレメンタル／火・水
●主な働き
・心への働き／不安・恐怖を和らげる。
・体への働き／呼吸器系の炎症を穏やかにする。
・皮膚への働き／肌の細胞の成長を促すため、老化した肌のスキンケアによく用いられる。

●
このカードの意味

・あなた本来の持つ高いスピリチュアリティに気付きましょう。
・直感が鋭くなっています。
・スピリチュアリティが目覚めようとしています。

●
こんな時に

・直感を研ぎ澄ませたい時
・高次の存在たちからのメッセージが欲しい時
・スピリチュアルな目覚めを迎えようとしている時
・本来自分の持つ神聖な姿に触れたいと思う時
・現実の社会生活が自分らしくないと感じた時

33. ベチバー

「再生」

精油からのメッセージ

今に至るまでに人生を通じて重ねてきた経験を活かして、ポジティブな未来に向かって再出発できるように、今エネルギーを充分に補充しましょう。今後訪れるであろう気付きをより大きな学びに変えるために、この時期にこの地球に産まれてきたこと自体に意味があることを理解しましょう。

ベチバー精油は前向きに生きる、来るべき再生に必要なエネルギーを吹き込んでくれる香りです。重くねっとりとした特有の粘度があり、マザーアースのエネルギーで満たされていることがわかります。赤くドロドロとしたエネルギーの中には、生きていくために必要な尽きることない生命力、それを促すポジティブなエネルギーが込められているのです。あなたがもし、何だか混沌とした状況の中にいるように感じているとしたら、まず焦りに捕らわれることなく、あなたの足元から出発できることに対して喜びましょう。ベチバー精油は膨らみ過ぎた想念をかき消し、あなた本来が持っているポジティブな気持ちを前面に押し出してくれることでしょう。また、この土臭い深い森の香りは、大地や自然の精霊たちのエネルギーを人間に役立てることを職務とした、聖なるシャーマンのエネルギーを彷彿とさせます。真のスピリチュアリティとは、実生活そのものと密接に結びついているものだと理解し、自分の生活自体に精神性が内在されていることを見出しましょう。そうすればあなたが身を置いている今の状態に、どんな意味があるのかがわかるはずです。ベチバーがあなたにもたらしてくれるポジティブな思想に身を委ねながら、ゆっくりとエネルギーを蓄えていきましょう。

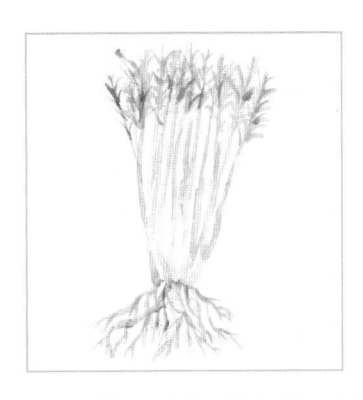

●この精油の特徴
・学名／*Vetiveria zizanioides*
・科名／イネ科
・蒸留方法／根の水蒸気蒸留法
・主産地／インドネシア・インド・タヒチ・ハイチ
・ノート／ベースノート
・香りの特徴／光が射し込まない地下に育った、落ち着きのある深い根を思わせるスモーキーな香り。別名クスクス。静寂の精油とも呼ばれている。

●エレメンタル／地・水

●主な働き
・心への働き／心を穏やかにし、落ち着いた心境に立ち返らせる。
・体への働き／筋肉の緊張を和らげ、疲労感を軽くする。
・皮膚への働き／虫除けによく利用される。

●
このカードの意味

・英気を養い、来るべき再生の時に備えましょう。
・あなたが消耗してきた力を取り戻しましょう。
・頭に浮かんでくるポジティブな発想を大切にしましょう。
・精神世界と現実は一体であることを知るでしょう。

●
こんな時に

・今は充電期間だと感じる時
・ネガティブな思考回路に振り回されていると感じる時
・考えが空回りして、地に足が着いていない時
・精神世界ばかりを追いかけて宙に浮いているような感覚を受けた時
・生命力に満たされたい時

34. マヌカ

「守ること」

精油からのメッセージ

　マヌカはニュージーランドにのみ生育し、非常に美しい花をつけます。ニュージーランドの有名なお土産であるマヌカハニーでご存知の方も多いでしょう。先住民のマオリ族は、この木を『癒しの木・復活の木』として珍重し、古くから薬用植物として用いてきました。この精油が頻繁にリーディングされる時には、エネルギーのバリアを張る必要があるようです。何か原因があって自信喪失している時など、自分らしくいられない場合や、エネルギーに敏感になって感化されやすくなっている時に、あなたを強力にガードしてくれる香りと言えそうです。現在の社会では、全ての人々が高い意識にのみつながっているとは残念ながら言いがたい状況です。また普段はポジティブだったとしても、少し体調の悪い時などは気分も沈み肯定的な意識を持てないこともあります。自分がエネルギーを受けやすい状態で、特に職場や学校などがどんよりとした状態であれば、感知するしないは別にして、あなたもその影響を受けている可能性があります。この温かく強力な精油の香りを味方につけて、自分のプロテクションに使うとよいでしょう。

　また、この香りを嗅いだ時に威圧感を感じる場合は、「守る」ということの重要性を今一度考えてみると良いでしょう。いつも必死の思いで前向きに開拓する姿は、とてもエネルギッシュで素敵なことのように思えます。しかし、開拓ばかりを続けても何も得られないのです。そこに種を撒き、腰を据えて待ち、やがてその成果を収穫するという本来の目的を忘れてはいけません。自分の人生をロングスパンで捉えて、時には守りに徹することも大切な要素であることを再認識してみましょう。

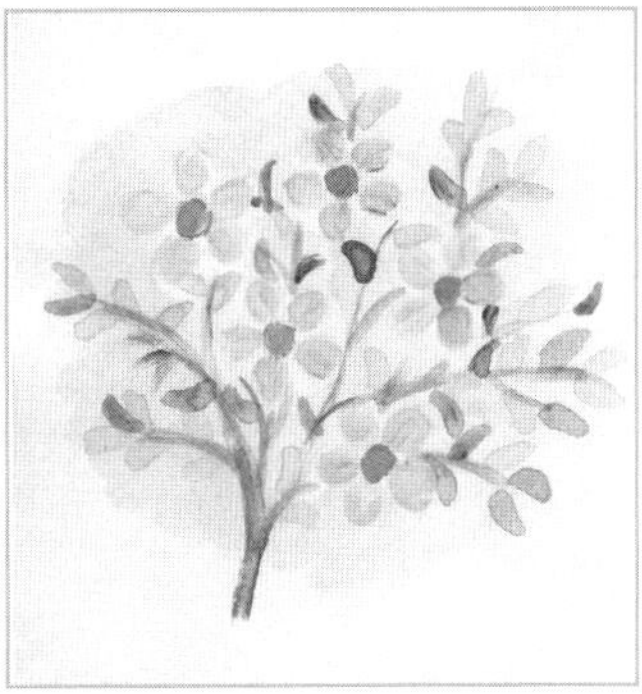

●この精油の特徴
・学名／*Leptospermum scoparium*
・科名／フトモモ科
・蒸留方法／葉と枝の水蒸気蒸留法
・主産地／ニュージーランド
・ノート／ベースノート
・香りの特徴／温かみのある濃いスパイシーな香りの中に、涼やかな風を感じることができる、動きのある香り。ティートリーよりも優れた抗菌力を持つ。免疫力を高める効果も注目を集めている。
●エレメンタル／地・火
●主な働き
・心への働き／憔悴した心に穏やかに働きかけ、やる気を起こさせてくれる。
・体への働き／免疫力を高め、感染しにくくする。
・皮膚への働き／にきびや虫刺されなどの炎症を和らげる。
●注意／妊婦は使用を控えること。

● このカードの意味

・エネルギーのバリアを意識しましょう。
・あなたらしく過ごせる環境を作りましょう。
・攻めることと同様に守ることが重要であることに気付きましょう。

● こんな時に

・気の張った人物に会いに行かなければならない時
・自信がなくおどおどとした感じに思える時
・職場や学校に流れる気が何となくどんよりしていると感じる時
・自信喪失している時
・エネルギーに敏感になっていると感じる時

35. ミルラ

「自分の枠をはずす」

精油からのメッセージ

古代エジプト人は、死者の魂が再び肉体に戻ってくるという思想から、ミルラを使って魂の入れ物である肉体を保存しました。――これが現在も残っているミイラです。ミルラには強い抗菌・防腐作用があることを、当時の人は知っていたのでしょうか。薬学的な作用ばかりではなく、この植物には神秘的なエピソードが多く残されています。ミルラ精油を嗅いでみると『精神は自由』であるという原点に、瞬時に立ち返ります。『あなたは魂の旅の途中。どこに行くべきかを重要視しない旅人であり、魂が求める方向へとただ進むのです』――あなたの精神は自由であり、何者にも捕らわれることはないのです。大切なのは何をするべきかではなく、何がしたいのかです。恐れずに勇気を持って自分の人生の舵をとっていきましょう。その際、今までの自分が守ってきた古い概念や、他人が敷いたレールに固執する必要はありません。これからはあなた自らの手で、あなたの未来を掴み取っていくのです。真の自由を獲得した時、スピリチュアルな階段を一つ上がった自分に気付くはずです。

また、自分が手放しで人生という自由な旅を楽しむためには、あなたがあなた自身に全てを許可してあげることも重要です。自分らしさという枠で、本来の自由な精神を捕らえてしまっていませんか？　自制心のブレーキを少し緩めることが、大切な要素になっていることを忘れないで下さい。ミルラの神聖な香りを嗅いでいると精神が研ぎ澄まされて、心と身体と魂をはっきりと意識することができるでしょう。そして、ゆるぎない確固たる自分の中心が見えてくるような感覚を抱けるようになるでしょう。そう、あなたはあなたなのです。あならしさを無理に押し出さなくても、愛すべき存在なのです。

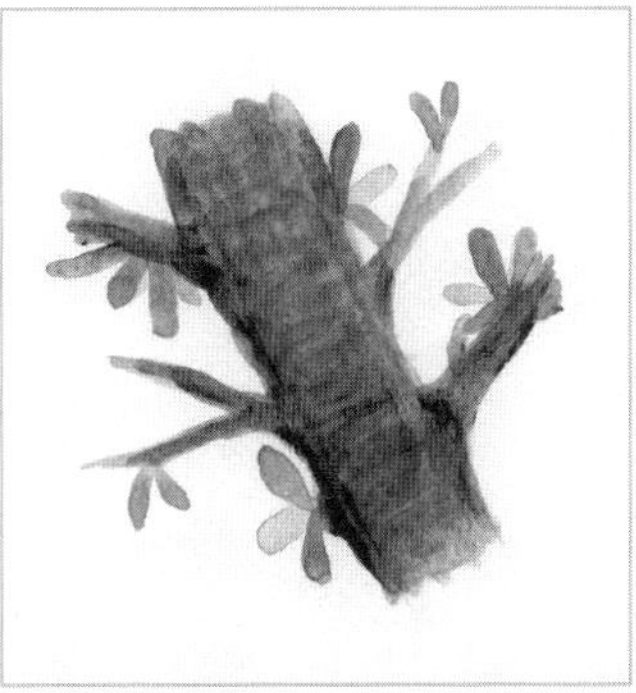

●この精油の特徴
・学名／*Commiphora myrrha*
・科名／カンラン科
・蒸留方法／樹脂の水蒸気蒸留法
・主産地／エチオピア・ソマリア・イラン・レバノン・エジプト
・ノート／ベースノート
・香りの特徴甘さのある苦みが特徴的な、スパイシーな樹脂の香り。ミイラの語源となった植物で、和名は没薬。キリストに捧げられた『神の薬』は、ミルラとフランキンセンスのことを指している。
●エレメンタル／地・火
●主な働き
・心への働き／情緒を安定させて、意識をクリアにする。
・体への働き／呼吸器系の炎症を穏やかにする。抗菌力に優れている。
・皮膚への働き／肌細胞の成長を促すため、肌の老化を抑える。
●注意／妊婦は使用を控えること。

●このカードの意味

・あなたは自由な存在であることに気付きましょう。
・あなたの人生は他の誰にもコントロールできません。
・真の自分らしさとは何かを知るチャンスが、訪れようとしています。

●こんな時に

・他の誰かの敷いたレールの上を歩いていると感じた時
・自由を望む時
・過去の概念に捕らわれてしまっていると感じる時
・自制心が強すぎて、楽しいことをしても嫌悪感がつきまとう時
・深いレベルで自分らしさを探求したい時

36. ローズウッド

「優しさ」

精油からのメッセージ

ローズウッド精油のローズと気高い樹木を思わせる優しい香りは、第4チャクラ（ハートチャクラ）に働きかけます。あなたのハートの中に眠っている溢れんばかりの愛の精神を呼び起こしてくれます。ローズウッドが頻繁にリーディングされる人は、深い愛情に彩られた魂の持ち主なのです。しかし、そのような人に限って愛という概念を否定され、抵抗感を抱いていることが多いのです。ハードでかっこいい趣味の物で自分を囲み、外見で自分は強いということを誇示している人もいます。まるで暖かなハートが傷つけられることを恐れて、自分でハートを凍らせてしまったかのように。——思い当たる点があれば、あなたが本当は深い優しさを備えた人物であることを、ぜひ思い出して下さい。一度は内に秘めてしまった気高い愛情を、今こそ解き放ちましょう。感情は揺れ動くままでいいのです。あなたが本当に感じたことを言葉にして、その喜び・悲しみ・怒り・楽しさを周りにいる仲間たちと共有してみましょう。きっとイキイキとしたあなたに引き寄せられて、更に豊かな喜びの光がやってくることでしょう。

また、この香りに違和感を持つ人は、他人を許すということに抵抗感がないか、自分の胸の内に問うてみましょう。慈しみの心をあなたが周囲に発することによって、今の状況が滞りなく回転するようになるでしょう。今の現象が引き起こされたことには意味があり、それを解決に向かわせるために必要なエネルギーが、あなたの優しさであり、深い慈しみの気持ちなのです。優しさを持っている者は、本当に強いのです。そのことを心に留めておいて下さい。

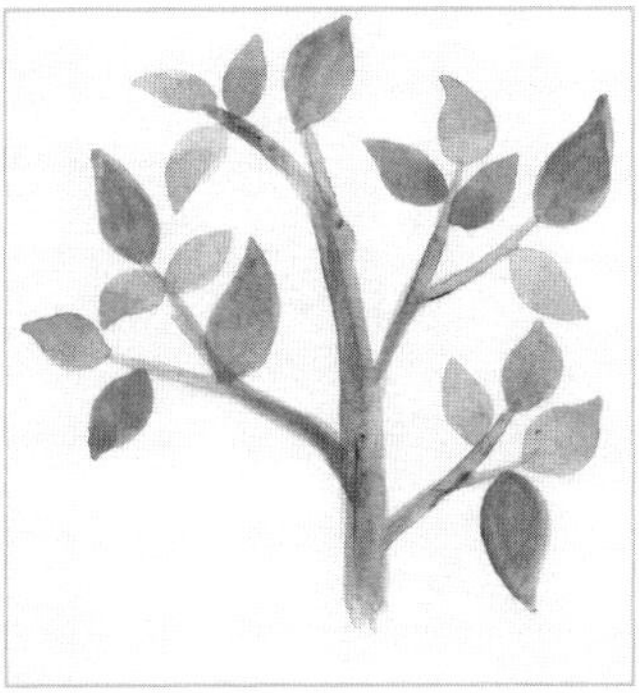

●この精油の特徴
・学名／*Aniba rosaeodora*
・科名／クスノキ科
・蒸留方法／木部の水蒸気蒸留法
・主産地／ブラジル・ペルー
・ノート／ベースノート
・香りの特徴／ローズの香りと気高くそびえる樹木の透き通った香りが重なる。別名ボア・デ・ローズ。その香りの良さゆえ、高級なインテリア用材として過剰な伐採が行われた。現在、保護運動が活発になっています。
●エレメンタル／地・水
●主な働き
・心への働き／ストレスを和らげ、暖かい気持ちにさせる。
・体への働き／免疫力を高め、ストレスの負荷を軽減する。
・皮膚への働き／肌のバランスを整えるため、スキンケアによく用いられる。

● このカードの意味

・あなたは深い優しさを持った人です。
・自分の優しさを認めましょう。
・人や物を慈しむ気持ちを大切にしましょう。

● こんな時に

・人に対して批判的な気持ちを持ってしまいがちな時
・感謝することが少なくなったと感じる時
・社会全般に対して強い抵抗を覚える時
・自分の中の優しい側面を否定したいと思う時
・愛などという言葉は偽善者が使うものだと考える時

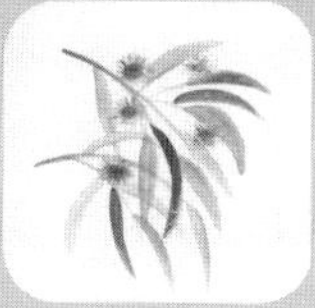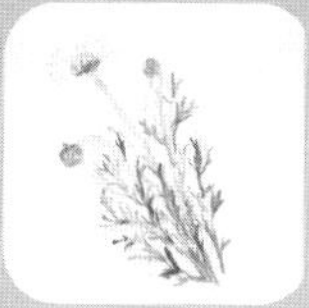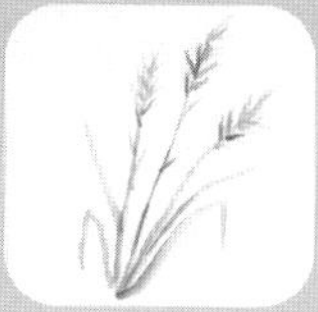

第4章

スピリチュアルアロマの活用法

ここでは実際に精油（エッセンシャルオイル）の簡単な利用法をご紹介しています。一般的なホームケアと共に精油を使った瞑想法もご紹介しています。お気に入りの使い方を見つけて下さい。

精油の基本的な使い方

スピリチュアルアロマカードで導かれた精油を活用する方法を解説します。まず、アロマテラピーにおける一般的な精油の使用法を把握しておきましょう。

◆一般的な精油の使用方法

芳香浴法

最も基本的な精油の楽しみ方です。アロマキャンドル・アロマポット・電気式芳香拡散器を利用して香りを充満させ、その香りを楽しむ方法です。手軽に行えて心身への影響も穏やかなのが特徴です。また、専用の器具を使わなくても、熱めのお湯をティーカップに入れて精油を1滴落とすだけでもよいし、ティッシュなどに数滴エッセンシャルオイルを染み込ませて部屋の片隅に置いておいても効果的です。

沐浴法

目的に応じて熱さを調節したお湯に精油を数滴落とし、体の部位を浸す方法を沐浴法といいます。手浴・足浴・顔浴・半身浴・全身浴などの種類があるので、目的に応じて利用するようにしましょう。心身をリフレッシュしたい時には熱めのお湯で短時間、ストレスの解消などリラックスしたい時はぬるめのお湯に長時間つかるようにして下さい。

入浴法	入浴部位	時間	温度
全身浴	肩まで	15分程度	お好み
半身浴	みぞおちまで	30分程度	ぬるめ
ハンドバス	手首の上まで	10〜15分程度	やや熱め
フットバス	足首の上まで	10〜15分程度	やや熱め
座浴	おへその下まで	5〜10分程度	ぬるめ

入浴法	効用	精油
全身浴	筋肉や神経の緊張など	合計1〜5滴
半身浴	冷え性や低血圧など	合計1〜3滴
ハンドバス	手の疲れ・腱鞘炎・肩こりなど	合計1〜3滴
フットバス	足の疲れ・むくみ・冷えなど	合計1〜3滴
座浴	膀胱炎・痔・冷えなど	合計1〜3滴

精油をいったん、植物油や天然塩に混ぜてから湯に溶かすと、精油が分散されるので安全です。

・バスオイル＝植物油小さじ1～2杯＋精油4～5滴まで

・バスソルト＝天然塩30ｇ＋精油4～5滴まで

蒸気吸入法

洗面器に熱湯を入れて、蒸気が少し落ち着いたら精油を2～3滴落とし香りを楽しみます。のどの痛みや鼻づまりなどの呼吸器系のトラブルに使うと良いでしょう。またフェイシャルスチームとしても楽しめるので、スキンケア効果やクレンジング効果を期待できます。蒸気が逃げないように、バスタオルで頭を覆って10㎝程度まで顔を近づけ、目を閉じて蒸気を5～10分当てます。お湯がぬるくなったら熱湯を注ぎ入れ、繰り返し楽しみましょう。なお、精油成分が気管支を刺激して咳を誘発する恐れがあるため、咳が出ている時や喘息の既往歴がある人は避けて下さい。

湿布

お湯や水を張った洗面器に精油を入れ、そこにタオルを浸して作る湿布は、皮膚と鼻から精油成分を取り入れることができます。ホームケアとして利用しやすい方法です。いずれも精油が直接肌につかないよう、注意が必要です。

温湿布

洗面器に熱めのお湯を入れ、精油を合計2～3滴落として、タオルで油膜をすくい取るようにして絞り、疲れを取りたい部位に当てます。タオルの温度が体温まで下がってきたらはずして下さい。血行を促して痛みをやわらげる効果が期待でき、頭痛・肩こり・胃腸不振・消化不良などの際に試してみるといいでしょう。

冷湿布

洗面器に水を入れ、精油を合計2～3滴落としてタオルで油膜をすくい取るようにして絞り、疲れを取りたい部位に当てます。タオルの温度が体温まで上がったらはずします。発熱、やけど、日焼け、筋肉痛、花粉症の目のかゆみなどがある時に、炎症や腫れを抑える効果が期待できます。

●アロマトリートメント

精油の芳香成分を皮膚から直接吸収させる方法です。精油を植物油（キャリアオイル）で薄めてから手に取り、肌に塗りながらほぐしていきます。非医療的行為としてですが、皮膚だけでなく鼻からも成分を取り込むことができ、リラクゼーション効果が期待できます。トリートメントに使用する精油は刺激性や光毒性のない安全なもので、ご自身の体調に合ったものを選びましょう。購入する際に専門家や詳しい知識を持った店員に相談するように心がけましょう。

◆精油を希釈するためのキャリアオイルについて

精油の原液は直接肌に塗ることはできません。トリートメントをする時は精油を植物油（キャリアオイル）で薄めて使います。

植物油（キャリアオイル）とは

原料の植物から抽出された、100％天然の植物オイルのことです。ホホバ油・スイートアーモンド油など多くの種類があり、それぞれ含まれている成分や使用感が異なります。肌質や症状にあわせて好みのものを使い分けましょう。また、数種類の植物油をブレンドしても良いでしょう。

一度使用したものは冷暗所（冷蔵庫）で保管できますが、なるべく早めに使い切りましょう。また、食用の植物油やベビーオイルは使わないようにしましょう。

トリートメントオイルを作る時の注意点

トリートメントオイルを家庭で作る場合、精油の希釈濃度は1％以内を目安にしましょう。

（1％濃度のトリートメントオイル＝10mlのキャリアオイル＋精油2滴）

◆トリートメントを効果的に行うためのポイント

身体が温まり、血行が促進されてリラックスしている時にトリートメントしましょう。お風呂上りは毛穴が開いてオイルが吸収しやすくなっているため、一番適した状態といえます。また、寒い日は部屋の温度を25℃くらいに設定して身体が冷えないように注意しましょう。

アロマトリートメントでは、身体の中心（心臓部）から末端（手足の先）へ向かう方向性が大切になってきます。これは血流やリンパ液の流れを促して、身体に負担をかけず、老廃物を排泄しやすくするためです。

トリートメントオイルを手に取ったら、まず両手に馴染ませるようにして温めましょう。一度に取る量は、10円玉くらいの大きさが目安です。

トリートメントした後、オイルは自然に皮膚に吸収されていくので、洗い流さずにそのままにしておきます。もしべたつきが気になる時はティッシュで軽く拭く程度にしましょう。

カードと精油を使った瞑想法

精油は自分の中のエネルギーの流れを整えるために使うことができます。ここでは、日常に取り入れやすくて簡単な、精油を使ったイメージワークを紹介します。精油のエネルギーを感じることができると、とても気持ち良く落ち着いた状態に戻ることができます。効率よく質の高いエネルギーを感じ取るためにも、浄化された空間で一人の時間を作り、以下の方法に沿って取り組んでみましょう。

◆栄養補給法

なんだか気力が湧かない、やる気が出ない時、また、特定の精油のエネルギーを体内に取り入れたい時、疲れた状態でエネルギーが枯渇しているように感じた時に試してみましょう。

1. あなたが持っている精油に対応するスピリチュアルアロマカードを用意します。最低2枚以上用意しましょう。

2. 「今の自分に一番必要なエネルギーを与えてくれる精油を選びます」と宣言し、裏返して置いたスピリチュアルアロマカードから左手で1枚引きます。これが今のあなたに最適な精油です。

3. 精油の瓶を両手で握って、ちょうど胸の所にくるようにします。

4. 目を閉じてリラックスした状態で次のようなイメージを行ってください。

「精油の小瓶の中は精油のエネルギーで満たされていて、神々しくキラキラと光っています。その光があなたのハートへとゆっくりと流れ込んできます。ゆっくりと流れてきたそのエネルギーはやがてボール状になってきます。最初は小さなボールのようでしたが、やがてどんどんと大きくなっていきます」

あなたの体の中は皮膚の内側ギリギリの所まで素晴らしい精油の光で満たされていきます。

5. その後、精油のふたを開けて少し香りを嗅ぎ、充分に香りを感じて満たされましょう。

6. 精油のふたを閉めて、ゆっくりと意識を今に戻していきましょう。そして、自分のペースでゆっくりと目を開けて下さい。その後、手足を軽く動かしながら徐々に意識を覚醒させ、完全に日常の意識に戻ります。

◆チャクラ活性法

自分のエネルギーが特定の箇所でつかえている感じがする時（特に胸・のど・背中など）、チャクラの働きがアンバランスだと感じる時、エネルギーの流れを改善したいと感じる時などに試してみましょう。

チャクラとは、人間の体を流れるエネルギーが出入りするエネルギーセンターと言われており、諸説ありますが、主なものは7つ（頭頂・眉間・喉・心臓・みぞおち・丹田・基底）あります。昔からこの7つがバランス良く活発化していると、精神的にも肉体的にも快適な状態で生活できると言われています。ちょうど体の中に「気」を運ぶエレベーターがあると想像するとわかりやすいかも知れません。

宇宙や天界からのエネルギーは頭頂部から取り入れ、下へ下へと運んで基底部から地球へと降ろしていきます。しかし、人それぞれ体の弱い部分が違うように、チャクラにも活発な部位とそうでない部位があります。それは一生変わらないものではなく、時期に応じて変化していきます。また、体と心とエネルギーの流れは密接に連絡しているものなのです。精油は自分のエネルギーの流れをより良い状態にする手助けをしてくれます。

1. あなたが持っている精油に対応するスピリチュアルアロマカードを用意します。最低2枚以上用意しましょう。

2. 「7つのチャクラのうち、活性化すべき箇所はどこですか?」と宣言し、ペンデュラムやO－リングで調べてみましょう。

（すでに気になる箇所がわかっている、またはなんとなく感じている場合は、あえて調べる必要はありません。直感を大切にして下さい。）

3. 決まったら「このチャクラの働きを最適化するために必要な精油を選びます」と宣言して、裏返したカードから1枚引きます。これが最適な精油です。

4. 精油の瓶を両手で握って、ひざの上に置きます。

5. 目を閉じてリラックスした状態で精油のふたを取り、香りを嗅ぎながら次のようなイメージを行ってください。

「精油の香りをゆっくりと嗅ぎながら、香りがあなたのどこの部分に吸収されていくのかを感じてみましょう。やがてアロマのキラキラとしたエネルギーがあなたのエネルギーラインを活性化していきます。あなたの中にあるチャクラは蓮の花のようだとイメージして下さい」

もし最適な状態で活性化していないチャクラがあれば、この煌びやかな精油のエネルギーに満たされてゆっくりと優雅に花開いていくと想像してみましょう。

6. 充分にイメージができたら精油のふたを閉めて、ゆっくりと意識を今に戻していきましょう。そして自分のペースでゆっくりと目を開けて、手足を軽く動かしながら徐々に意識を覚醒させ、完全に日常の意識に戻ります。

チャクラ対応精油表

この表はあくまでアドバイスと捉えて下さい。この他にもいろいろな精油を使って、自分の直感で最適と感じるものをみつけてみましょう。

分類		精油	
第7チャクラ（クラウンチャクラ）	頭頂部	白	フランキンセンス
第6チャクラ（サードアイ）	眉間	紫	ラベンダー ローズマリー ミルラ
第5チャクラ	喉	水色	ジュニパー サイプレス ローズマリー
第4チャクラ	心臓	緑	ローズウッド ローズ ナルデ（スパイクナード）
第3チャクラ	太陽神経叢（みぞおち）	黄	サンダルウッド ネロリ
第2チャクラ	へそ下（丹田）	橙	カモミールローマン ローレル パルマローザ
第1チャクラ（サードアイ）	仙骨	赤	ベチパー パチュリ スイートオレンジ

◆オーラ浄化法

何となく自分の周りがどんよりとしていると感じた時、気の合わない人や場所に居なければならず、疲れたりしんどくなった時、理由もなく怒られたり失敗することが多くついていないなと感じた時などに試してみましょう。

最近、オーラ写真などにより、目には見えないけれども存在するエネルギーのことをオーラと呼んで注目するようになりましたが、オーラとは一般的に生命エネルギーのことを指します。人間だけではなく、動物・植物にもオーラがあります。オーラはその色ばかりが注目されがちですが、その人が持つエネルギーの質感や輝き・透明感など、人それぞれで全く違うと考えられます。また、オーラはその時々で複雑に変化していくもので、一生変わらないものではありません。

オーラによどみやひずみがあれば、その人を含めて周りの人は、目には見えなくてもそれを無意識のうちに察知できます。このため、明るく楽しいオーラを出している人の近くには、引き寄せられるように楽しくワクワクした出来事や人物が寄ってくるでしょう。逆に、しょんぼりと暗いオーラを発する人の近くには、よくない出来事などが吸い寄せられてくるのです。つまり、自分自身が自分の周りをある程度作っていると言えるのかも知れません。自分のオーラをいつも最適なあなたらしい状態に整えるために、次のワークを行ってみましょう。

1. あなたが持っている精油に対応するスピリチュアルアロマカードを用意します。最低2枚以上用意しましょう。
2. 「今の私のオーラをクリーニングし、私らしい輝きを取り戻すために必要な精油を選びます」と宣言して、裏返したカードから1枚引きます。これが最適な精油です。
3. 精油の瓶を両手で握って、ひざの上に置きます。
4. 目を閉じてリラックスした状態で精油のふたを取り、香りを嗅ぎながら次のようなイメージを浮かべて下さい。

「精油の香りをゆっくりと嗅ぎながら、精油のエネルギーがあなたを満たしていくのを感じ取りましょう。やがて、精油の繊細なエネルギーがあなたの周りをも、ゆっくりと優しく包んでいきます。あたかも精油の小瓶から香りと共にキラキラとした光のエネルギーが溢れ出て、あなたのオーラ層の汚れやひずみ・曇りなど一切の不必要なものを拭い去ってくれているかのようです。やがてあなたのオーラは透明感を増し、悠然と光り輝いた状態へと戻っていきます」

精油を持っている手の位置が徐々に変わっていくことがあります。それはそこに精油のエネルギーが必要だからだと考えて下さい。気にせず流れに任せて下さい。

5. 充分にイメージができたら精油のふたを閉めて、ゆっくりと意識を今に戻していきましょう。そして、自分のペースでゆっくりと目を開けて、手足を動かしながら徐々に意識を覚醒させ、完全に日常の意識に戻ります。

◉さまざまなスピリチュアルシーンに対応する精油

人は植物がなければ生きてはいけません。植物は、私たちの食物として命を支えたり、薬として症状を和らげたり、あるいは生活用品を作る材料として使われるなど、植物利用の方法は例を挙げればきりがありません。その上、人間と植物の長い歴史をさかのぼっていくと、人は決して植物の物質としての特性だけを利用して来たのではないことがわかります。各植物が持つエネルギーは、聖書や歴史的な神話の中で語り継がれているものもあります。

ここでは、スピリチュアルな用途として使える精油を、その用途別に紹介します。あくまで著者の主観であり、絶対的なものではありませんので、参考程度に留め、自分の感性を最優先させて下さい。また、精油の中には妊婦・授乳婦・乳幼児・高齢者・特定の疾患を持つ人には不向きなものもあります。専門医に相談の上、使用を検討して下さい。

◆浄化

「理由はわからないけど、何だかしんどい」「悪い気に囲まれている気がする」など、自分の周りの空気がどんよりしているように感じた時に。

ラベンダー

あなたの周りのエネルギー層を爽やかに洗い清めてくれます。また、サードアイ（第6チャクラ）の働きを高めてくれるので、直観力UPにもつながります。

シナモンリーフ

火の元素を感じさせてくれる代表的な精油です。強力な浄化パワーで必要のないネガティブなエネルギーを焼き尽くしてくれるでしょう。

◆プロテクション（防御）

何だか気乗りのしない所にどうしても行かなければならない時や、波長の合わない圧倒されるような強い個性の人に会わなくてはいけない時に。またはいろいろな出来事に感化されやすい状態の人に。

サイプレス

エネルギー空間を強力に守ってくれるでしょう。イトスギの神木の聖なるパワーで、空気やエネルギーの層を爽やかに切り換えてくれます。

マヌカ

守りのバリアを張ってくれるような感覚が得られます。オーストラリア原住民に伝わる、伝染病の感染防止に使われていた秘木と言われています。

ローズウッド

優しいローズのような香りで、邪気に対する免疫力を高めてくれます。香水用にも使われている、大変貴重な精油です。

ローズマリー

「地中海の青いしずく」とも呼ばれる爽やかなハーブ。強いカンファーの香りです。エーテル体を、まるで輝くフレアのようなパワーで包み守ってくれるようです。

◆高次の存在とのつながりを強める

ハイヤーセルフ*や天使からのメッセージを受け取りやすくなりたい時や、良い直感を得たい時に。チャネリング*ツールとしても利用できる、パワフルな精油です。

フランキンセンス

古代から「神の薬」と呼ばれ、キリストの誕生時にも捧げられた精油として有名です。また、エジプトでは太陽神ラーと交信する時にのみ焚かれたという、まさしく上とつなぐ香り、天界の存在や天使などとエネルギー的に繋がりやすくなる香りです。

マートル

イギリスでは花嫁のブーケや告別式で手向けられる、神聖な精油です。アフロディーテやヴィーナスの精油とも呼ばれており、神話との関連が深い精油です。

◆瞑想

一人でゆったりとした時間を過ごしたい時や、自分の内側を見つめ直したい時に最適な精油です。

サンダルウッド

気分を急に高めたり鎮めたりするのではなく、中庸の視点に立ち返りやすくしてくれます。日本では白檀としてよく知られており、内なる世界の広がりに気付かせてくれるような、深い香りです。

◆グラウンディング

しっかりと地に足を付けたい時、行動力や創造するパワーを高めて、エネルギッシュに生きていきたい時に。

ベチバー

地球にしっかり根を下ろし、大地のパワーを取り入れやすくなります。基底のチャクラ（第1チャクラ）に働きかける香りで、今を楽しんで行動していきたい人に向いています。

スイートオレンジ

高次の考えをそのまま現在の生活に活かすためのクリエイティビティ（創造力）を高めてくれる精油。よく知られているフレッシュなオレンジの香りですが、実はなかなか奥深い精油です。

スピリチュアルシーン別精油の使い方

この表はあくまでアドバイスと捉えて下さい。この他にも自分の直感で最適なものを探してみましょう。

●浄化	ラベンダー シナモンリーフ
●プロテクション	サイプレス マヌカ ローズウッド ローズマリー
●高次とつなぐ	フランキンセンス マートル ミルラ
●瞑想	サンダルウッド ベンゾイン
●グラウンディング	ベチバー パチュリ スイートオレンジ

◉アロマオーラスプレーを作ろう

◆アロマオーラスプレーとは？

自分にピッタリの精油を選ぶことができたら、アロマスプレーを手作りしてみましょう。精油の小瓶から直接香りを嗅ぐことだけでも充分に楽しむことができますが、何種類かの精油を選んであなただけのその時に最適な助けとなってくれるオリジナルスプレーを作ると、作る過程でも癒されていくのがわかりますし、スプレーを持っているだけで精油たちがサポートしてくれる気がして、気持ちも明るくなります。

ここでは特に、自分のオーラにシュッと一吹きして使うアロマオーラスプレーの作り方と使用法を説明します。アロマオーラスプレーと店頭で売られている香水との一番大きな違いは、まず身体につけないという点です。手首や首筋などに付けるのではなく、オーラに吹きかけるようにして使います。ちょうど自分のオーラに精油の香りが持っているエネルギーを補うような感覚です。香りのオーラを身にまとう、というとわかりやすいかも知れません。

また、使用する精油は100%天然素材であるということも大きな違いです。そして、今現在のあなたにしか合わないオリジナルな香りを手作りできるというのも大きな醍醐味でしょう。自分のイメージや直感で組み合わせるのですから、世界に1つしかない香りです。ダウジングやO-リングで精油を選んでいると、使う人のその時々の状態に応じて選ばれてくる精油が変化していきます。また、縁の深いエネルギーを持つ精油が頻繁に選ばれることがあり、いつも同じような組み合わせになることもあります。不思議なことに、同じ精油が選ばれたとしても、作る人によって香りは大きく異なってくるものなのです。

そしてもう1つ、アロマオーラスプレーの大きな特徴は、香りを嗅がずに持っているだけでも、何だか自信が湧いてきて気持ちよく過ごせるように感じることです。

このように、世界で1つの自分だけの香りを手作りすることはとても楽しいことです。ぜひこの機会に一度、魔法の水を手作りしてみてはいかがでしょうか？

◆アロマオーラスプレーの作り方

材料

精油……数種類（合計8滴）
無水エタノール……4ml
保存用遮光瓶（スプレータイプ）……5ml用1本
ビーカー・攪拌に使うガラス棒や竹串

作り方

1、深呼吸して心を落ち着かせます。自分だけの時間とスペースがあると理想的です。照明はあまり明るすぎないようにして、好みの音楽をかけても良いでしょう。

2、精油のオリジナルブレンドを作っていきましょう。日頃から思い入れのある精油や、なんだか気になる精油などを主軸にセレクトします。ダウジングやO－リングを使って選んでもいいでしょう。主となる精油1つが決まれば、その香りの良さを上手く引き出す精油をイメージで選んでいきましょう。

調和のとれたブレンドを作るために、ノート（30ページ参照）が偏っていないか、香りの強度のバランスはとれているかなどをチェックしてみましょう。精油は3～8種類くらいで十分です。

3、精油を選び終わったら、ムエットに1滴ずつ落として香りを確認しましょう。イメージと実際の香りとの違和感はなかったでしょうか？　その後、使用する精油の滴数を、強度などを考え合わせて決めていきます。

4、精油をビーカーに落とし、竹串の平らな部分で時計回りによく混ぜます。

5、無水エタノールを数回に分けて加え、さらに混ぜます。

6、日付を記入したラベルを貼った遮光ビンに入れて、満月の日まで香りを熟成させます。その際、ふたを開けずに1日1回よく振り混ぜます。毎日シェイクすることにより、アルコール特有の匂いが抜けて香り全体が調和してきます。よい香りになるよう、気持ちを込めながら振ると仕上がりが更によくなります。なお、早急に使いたい時やその必要があると感じた時には熟成させる必要はありません。

◆アロマオーラスプレーの使い方と注意点

1、頭上約20cmのところから、自分の前方へ向かって2回程度スプレーをかけます。身体にはかけずにオーラにかける感覚です。

2、その香りを手で拡げながら、香りのベールで体が包まれているようにイメージして香りに満たされて下さい。

●効果的な使用法

満月の夜から使い始めるのが効果的です。満月の夜まで1日1回「良い香りになりますように！」と思いを込めてシェイクしてください。

できあがったスプレーは自分が必要だと思う時に気軽に使ってください。また、もう必要がないと感じたら使用を止めてください。

使用上の注意点

特に以下の点に注意し、安全に使用して下さい。
・本品は、医薬品・医薬部外品・化粧品・食品ではありません。
・予め自分の体調に合う精油かどうか、確かめた上で作りましょう。
・直接飲んだり、肌につけたりしないで下さい。万が一、液が肌についてしまった場合、すぐに石鹸でよく洗ってください。異常が出た場合は使用を中止して医師に相談して下さい。誤って飲んでしまった場合、口の中に残っている時は、大量の水で口をゆすいで下さい。飲み込んでしまった場合は、吐かずにすぐに医師に相談して下さい。
・アルコール過敏症の方はご使用を控えて下さい。
・精油成分ならびに希釈に用いられているアルコール分は引火性があるので、火気には十分注意して下さい。
・使用中に気分が悪くなったり、違和感を感じた場合は、使用を中断して室内を充分換気して下さい。

・妊婦や授乳婦・香りに敏感な人は使用を控えましょう。
・本品がこぼれた場合は、すぐにティッシュなどで拭きとって下さい。
・精油の中には色の付いたものもありますので、ハンカチ等に付ける場合にはしみになる恐れがありますので注意して下さい。

保管上の注意点

・酸化や揮発を防ぐため、使用後はすぐにふたを閉めて下さい。
・保管する際は、ふたをしっかり閉め、直射日光・高温多湿な場所での保管は避けて下さい。
・瓶は倒して置くと漏れる恐れがあるので、きちんとふたをして立てた状態で保管して下さい。
・誤飲、誤用を防ぐため、子供やペットの手に届かない所に保管しましょう。

◉四大元素と精油

この世界は何から成り立っているのでしょうか？　人も植物を初めとする自然も、地球全体に至っても、またこの宇宙全体をとってみても、地・水・火・風の4つのエネルギーから成り立っているという考え方があります。これが四大元素（four elements）の考え方であり、西洋では最も一般的な考え方とされているものです。4つの元素それぞれがとても個性的な力を持っており、それぞれが組み合わされることによって万物ができていると言われています。ぜひ4つの元素を肌で感じて、その新鮮なエネルギーに触れてみましょう。目には見えないエネルギーがあることを確かに感じ取れるはずです。

また、火と水、地と風は反対の要素と言えます。反対の要素を持つ元素同士が組み合わさるとバランスが生まれ、調和されていきます。火と風は能動的であり、水と地は受動的な元素とも言われます。多面的に見てバランスの取れた状態が一番好ましいのかも知れません。

西洋の占星術では、この元素が重要な位置を占めます。なぜなら、それぞれの元素が色濃く支配している12星座という考え方が一般的だからです。
　各々の精油にも、その香りを嗅いだ時に感じる元素があります。西洋の精油に関する書物には、各精油の中に感じられる元素が記されているものがありますが、統一された見解はありません。ここでは私自身が感じた精油の元素を紹介します。また、各元素の大まかな解説も記しておきますので、参考にしてみて下さい。

四大元素とアロマ対応表

（先に記した元素ほど強く感じたもの。肉体よりエネルギーフィールドに働きかけるイメージがした精油は、「エーテル」という表記をしています）

トップ		エレメント
1	オレンジスイート	エーテル／水
2	グレープフルーツ	風／地
3	ティートリー	風／火／地
4	バジル	地／水
5	プチグレン	地／風
6	ペパーミント	風／火
7	マンダリン	地／風
8	ユーカリ	風／火
9	ラベンサラ	水／風
10	レモン	地／風
11	レモングラス	地／火
12	ローズマリー	エーテルと四大
ミドル		
13	カモミールローマン	風／水
14	クラリセージ	地／風
15	サイプレス	エーテル／地
16	ジンジャー	火／地
17	スイートマージョラム	地／風
18	ゼラニウム	風／水
19	ネロリ	風／地
20	パイン	風／地
21	ブラックペッパー	地／火
22	マートル	水／風
23	ラベンダー	水／地
24	ローズオットー	火／水
ベース		
25	イランイラン	水／地
26	サンダルウッド	地／火／風
27	シダーウッド	地／水
28	シナモンリーフ	火／風／地
29	スパイクナード	エーテル／火
30	パチュリ	地／水／火
31	パルマローザ	風／地
32	フランキンセンス	火／水
33	ベチバー	地／水
34	マヌカ	地／火
35	ミルラ	地／火
36	ローズウッド	地／水

◆火　fire

火の元素はとても強力です。燃え盛る炎の熱く、乾いた勢いのあるエネルギーです。人の体では頭部での感受性が鋭い元素です。激しく憤りを感じた時に、頭から炎がメラメラと出そうな感覚に陥ったことはありませんか？　何かの情念を焼き切ったり、古い思考概念を燃やすというように、強力で瞬時に感じるエネルギーですので、慢性化した古いエネルギーの浄化には最適な元素と言えそうです。

何か新しいことに取り組む前に、昔のエネルギーを破棄したい、生まれ変わりたい時などに激しい火の力は功を奏してくれます。また、火は暖かさや太陽の質も含んでいます。明るく前向きなエネルギーに触れたい時や前向きな情熱の気持ちを持ち続けたい時には、火の元素を取り入れましょう。

火の元素を呼び込む方法

あなただけを照らす太陽をイメージして、あなたの頭部へとそのエネルギーが流れ込んでいくようにビジュアライズ（視覚化）します。

火の元素が支配する星座

牡羊座・獅子座・射手座

◆水　water

水は流動的で柔らかなエネルギーです。優しく穏やかで感情的な女性のような有機的なイメージがあります。人間の70％は水でできているのですから、水に命を感じるのは当たり前なのかも知れません。水はとても爽やかに全てを洗い清めてくれます。お風呂に入ると気分がさっぱりするように、水は独特の湿った質感によって生命体にパワーを与え、清めてくれるのです。水の質は形を自由に変化させながらも、包み込むような温和な感覚を持ち、中に強靭な生命力を帯びているのです。

また、水には感情というテーマが隠されています。水のバランスが豊かに整っていると感情が落ち着き、精神的にゆとりがあるように感じ取れます。逆に枯渇していると何だか焦っており、自分に自信がないような感覚を抱きます。精神を鍛えるために滝に打たれるという修行は、感情を洗い清めるという意味合いがあるのでしょう。

水の元素を呼び込む方法

あなただけの小さな滝をビジュアライズして、頭から全身へしずくが濡れ落ちていくのをイメージします。

水の元素が支配する星座

魚座・蟹座・蠍座

◆地 ground

地は重く受動的なパワーを帯びています。浮ついた感じは一切なく、まさに地に足の着いた感じという表現がぴったりです。地球の重力が偉大であるように、大きく安定したエネルギーです。地に足を着けて、意識がぶれることなく生活している人は、このエネルギーがしっかり流れていると言えるでしょう。反対に、夢ばかり見てボーッとしていたり、ふらふらと浮世を彷徨っている感覚の時は、地のエネルギーを取り込む必要があります。

地は地球に生きとし生けるものの動物的なエネルギーと捉えるとわかりやすいかも知れません。地の元素に触れたい時にはぜひ土を触って、その土地のものを食べるように心がけましょう。不必要に受け取ってしまったエネルギーは地に戻すのです。地とのつながりがしっかりしていないと、*ライトワークもしんどくなってしまうのはこのためです。

地の元素を呼び込む方法

大きな大木になったイメージで、大きな根っこをはります。そして地球の中心に強く重心が向いていることを感じます。

地の元素が支配する星座

山羊座・牡牛座・乙女座

◆風　wind

風は地とは対照的な、とても軽やかな元素です。透明感のある爽やかな空気がスイスイと動き回って、世界中を駆け巡っているかのような活発な感覚です。煙や香りは風の元素に当たります。古代から煙や香りは神への捧げ物として献上されていた尊いものであり、天界の神と人間を結んでくれる神聖なエネルギーでした。また、風は他のエネルギーを運んでくれる媒体としても使われており、様々なエネルギーを活性化してくれる元素だと言えます。人の息吹も風の元素として考えられていることからも、神秘的な謂れの多い元素であることがわかります。

風の元素で満たされている人は活動的で一つの所に身をおかず、柔軟な思考を持っているため、クリエイティブなアイデアマンのように見えます。風のエネルギーが不足していると、融通が利かず思考概念に捕らわれて硬い感じの印象を受けます。

風の元素を呼び込む方法

白いキラキラとした勢いのある風が、あなたの胸元に入っていくようにイメージします。

風の元素が支配する星座

水瓶座・双子座・天秤座

直感ワークを行う前に、部屋のエネルギーを正常化するためにも、自然の澄んだエネルギーを取り入れるように心がけましょう。空間に自然光や風を取り込むのはもちろんですが、四大元素のエネルギーをバランス良く取り込めるように、４つを代表するようなものを揃えておくととてもスムーズに的確な精油が選べるでしょう。

●各元素を司るグッズ

○火・・・キャンドル・ランプなどの明かり
○水・・・香水・天然水・湧き水・聖地に由来する聖水など
○地・・・天然石・土・ネイティブグッズ（アメリカインディアンやアフリカの原住民など古来から地球に根ざしたエネルギーを持つ人々による手作りのグッズ）・炭など
○風・・・精油・インセンス・煙・香水などの香りやチベッタンベル・音叉などのヒーリングミュージック

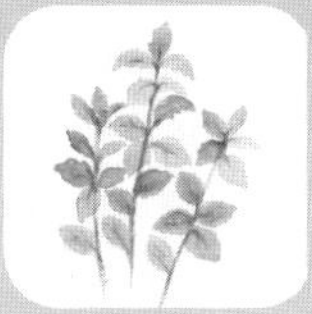

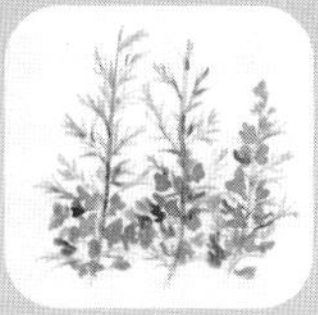

第5章

知っておきたい香りの知識

ここでは精油の一般的な知識を更に深めていきましょう。香水創りの基本や抽出法、人体に伝わる経路などアロマテラピーの知識を総復習します。あなたらしいアロマテラピーを創る基礎としてお役立て下さい。

◉香り作りの基本

スピリチュアルアロマの分野では、自分の感覚が最も重要です。しかし、香りを最大限に楽しむためには、香りを組み合わせるための基本的な知識を知っておくことも大切です。ここではまず、香水作りの基礎知識を身につけて、香りの豊かな世界を垣間見てみましょう。30ページで解説した香りのノート（揮発性）に加え、香り作りの基本となる強度・濃度の概念を紹介します。

◆強度（ブレンド・ファクター）

香りの強さのことを指します。強度が高い精油は少量でブレンドオイルの香りを全て支配してしまいますので、滴数の度合いとも関連する値です。香りの強さを1～12に分け、数字の小さいものほど個性の強い精油としたものです。なお、強度の測定結果にはいくつかの説がありますので、自分の感受性を最優先することをおすすめします。

◆濃度

香水とは精油をアルコール（無水エタノール）で一定の割合に割ったものであり、アルコールに対する精油の割合を「賦香率」と呼びます。この割合によって、フレグランスは以下のように分類されています。

※濃度2～5％でホホバ油に希釈すると香油になりま

ブレンド・ファクターの分類

1	パチュリ　ベチバー ミルラ　シナモンリーフ
2	イランイラン　クラリセージ ジンジャー　バジル　スパイクナード カモミールローマン　ローズオットー　ティートリー
3	ペパーミント　プチグレン　マヌカ スイートマージョラム　ユーカリ　レモングラス ローズマリー　マートル
4	サイプレス　ゼラニウム　ネロリ フランキンセンス　パイン
5	シダーウッド　パルマローザ　ブラックペッパー ローズウッド　ラベンサラ
6	オレンジスイート　グレープフルーツ
7	ラベンダー
8	サンダルウッド　マンダリン
9	レモン

濃度	名称	持続時間
15%～30%	香水（パフューム）	5～7時間持続
8%～15%	オードパフューム（パルファンドトワレ）	3～5時間持続
4%～8%	オードトワレ	2～3時間持続
3%～5%	オーデコロン	1～2時間持続

す。濃度2～5％でホホバ油と湯せんしたミツロウを基材にすると練り香を作ることができます。無水エタノールの量が多いほど香りが飛びやすくなるので精製水やフローラルウォーターを少量混ぜることもあります。

香水作りに必要な精油の計算法

例えば無水エタノール5mlを使ってローズの香水（賦効率30％）を作る場合、賦香率は30％ですから、必要なエッセンシャルオイルの量は5ml×0.3＝1.5mlとなります。

次に1.5mlというのがエッセンシャルオイル何滴分に相当するかを考えます。市販されている精油瓶は1滴が約0・05mlですから、1.5ml÷0・05ml＝30滴となります。

計算が面倒と感じる時は、市販の精油瓶の1滴が約0・05mlのものを利用し、基材5mlに対して1滴で1％というように公式のように覚えておくといいでしょう。

◆ブレンドエンハンサー

ブレンドの際、どうしても好きな香りにならない場合、香りをよくするために加える精油のことを指します。一般的にはシトラス系やバランシングオイル（ラベンダーやゼラニウム）を使うことが多いですが、好みに合ったものを加えることも可能です。その際、本当に加えて良いかどうかをダウジングやＯ－リングでチェックしてもいいでしょう。

◆スパイス系精油を上手く使うコツ

スパイス系の精油を少量加えることにより、ブレンド自体が数段深みを増すことが多いため、使いやすい精油を見つけておくとよいでしょう。

ブラックペッパー	↓	香りの個性　小
ジンジャー	↓	
シナモンリーフ	↓	香りの個性　大

香りの分類

フローラル
・カモミールローマン
・ゼラニウム
・ネロリ
・パルマローザ
・ラベンダー
・ローズオットー

エキゾチック
・イランイラン
・サンダルウッド
・パチュリ
・ベチバー

シトラス
・オレンジスイート
・グレープフルーツ
・プチグレン
・マンダリン
・レモン
・レモングラス

バルサム
・スパイクナード
・フランキンセンス
・ミルラ

香りの分類

ハーブ
・クラリセージ
・スイートマージョラム
・バジル
・ペパーミント
・マートル
・ローズマリー

スパイス
・シナモンリーフ
・ジンジャー
・ブラックペッパー

ウッディー
・サイプレス
・シダーウッド
・ティートリー
・パイン
・マヌカ
・ユーカリ
・ラベンサラ
・ローズウッド

何種類かの精油をブレンドする時には、同じグループの香り同士はなじみやすく、となり合わせのグループの精油にも、よくマッチすると言われてます。

精油の抽出法

精油はどのように抽出されるのでしょうか？　原料となる植物から精油成分を得る工程として、大きく分けて次の2段階があります。順を追って説明していきましょう。

①成分を植物から分離して取り出す（＝抽出）
②混在している不純物を取り除く（＝精製）

◆抽出

わずかな精油のために非常に多くの原料が必要で、いかに簡単に、安く、効率良く抽出できるかが大切になってきます。例えば、1kgのローズ精油を得るのに必要なバラの花は約1

50万個と言われています。この例からも、精油1滴の中にいかに植物の濃縮されたエネルギーが詰まっているかがみてとれます。

できる限り自然のままの純粋な芳香成分を取り出すために、抽出過程では材料が水分・熱・溶剤に触れない方が望ましいと言えます。水分を含んでしまうと劣化が早くなり、熱を帯びると芳香成分が変質・分解してしまうからです。また、溶剤を完全に取り去るのは難しく、残留するため肌への使用は避けるべきとの見解もあります。

◆精製

まざりけのない純粋な芳香成分のみを得るため、できるだけ不純物や細かいゴミ、抽出で使った溶剤などを取り除いて、純度を高める作業です。

◆抽出法の種類と特徴

代表的な精油の抽出法として以下の4つがあります。

(1) 水蒸気蒸留法：水蒸気を通して精油成分を取り出す
(2) 圧搾法：果実の果皮などをしぼって芳香成分を取り出す

（3）油脂吸着法：動物由来の油脂に芳香成分を吸い取らせる
（4）有機溶剤抽出法：有機溶剤を加えて直接溶かし出す

●（1）水蒸気蒸留法

水蒸気を通して精油成分を取り出す方法です。まず、原料となる植物を釜に入れ、そこに水蒸気を通します。すると、蒸気の熱により植物から芳香成分が蒸発し、気体となります。芳香成分を含んだ水蒸気がコンデンサー（内側に水を流している冷却管）内を通過するうちに冷やされて液体となります。受器には2層に別れた液体が採れ、上層には水より軽いために精油が浮いた形になり、その下層には芳香成分のうち水に溶けやすいものが溶け込んだフローラルウォーター（芳香蒸留水）が採取できます。まれに精油の比重が大きいものは上下が逆になります。

水蒸気蒸留法は装置が安価で簡単に組み立てられるため利用しやすく、水分や熱に比較的強いものであれば何にでも適応できるので、現在では大部分の精油がこの方法で蒸留されています。

（2）圧搾法

果実の果皮などをしぼって芳香成分を取り出す方法です。作業は至って簡単で、ローラーなどの機械を使って圧搾した後、不純物を取り除くだけです。

柑橘類の果皮から採れる芳香成分は、蒸気に当たると品質が劣化するため、この方法を用いて採取されます。熱を加えることなく変質の危険もないため、自然本来の芳香が楽しめる方法と言えます。しかし、不純物を完全に取り除くことは困難であり、柑橘系の精油自体の成分が変質しやすいものであるため、品質の劣化が早いのが難点と言えるでしょう。

（3）油脂吸着法

動物由来の油脂に芳香成分を吸い取らせる方法です。植物を脂肪（牛脂や豚脂）に浸して芳香成分を吸着させます。常温の脂肪を使う場合を冷浸法、60～70℃に加熱した脂肪を使う方法を温浸法と呼びます。芳香成分をいっぱい含んだ脂肪（ポマード）にエタノールをかけて芳香成分を抽出した後、エタノールを除去して完成です。手間がかかる操作が長時間続くため、現在は商業的には使われていない方法ですが、繊細な花びらなどから採る場合には非常に優れた方法と言われています。

（4）有機溶剤抽出法

油脂吸着法を現代的に置き換えた方法です。まず原料となる植物と、石油エーテルやベンゼンといった揮発性の有機溶剤を混ぜて攪拌します。すると原料植物からワックスや色素と共に芳香成分も溶け出してきて、一つのまとまった混合物（コンクリート）になります。その後、低温で有機溶剤を除去してエタノールを加え、芳香成分だけを抽出します。有機溶剤抽出法は安価で一度に大量に抽出することができるため、利便性では優れていますが、溶媒が完全に除去しきれない場合があり、皮膚に塗布するとアレルギー反応を引き起こす可能性もあります。そのため、この方法で得られたものをアブソリュートと呼んで精油とは区別するべきという主張もあります。

この他にも優れた抽出法が現在も開発され続けています。最近では、液化ガスを用いた超臨界流体抽出法など、非常に自然に近い純度の高い精油が採れる方法が開発されています。

スピリチュアルアロマを活用する際には、自然の成分やエネルギーが変質することなく抽出された精油を使うことがとても重要になってきます。この観点から、一部の精油を除いて、スピリチュアルアロマとしては水蒸気蒸留法か果皮圧搾法で抽出されたものだけを使用することをおすすめします。

精油の働きと人体に伝わるルート

◆精油の人体への働き

精油はその種類と使い方によって、自然治癒力（免疫力）を高める、空気中の微生物の殺菌や抗菌、リラックスやリフレッシュといった精神的な作用など、実に様々な作用をもたらしてくれます。以下に主な作用を列挙します。

・鎮静作用　・抗炎症作用
・鎮痛作用　・殺菌作用
・催眠作用　・細胞成長促進作用
・ホルモン調節作用　・保湿作用
・強壮作用　・血行促進作用　など

◆精油の心に対する働き

精油は、その香りを嗅ぐだけで私たちの心にも様々に作用を与えてくれます。その時々の気持ちに合わせて精油を選んでみましょう。本当にぴったりの香りがみつかれば、小瓶のふたを開けるだけでその精油はあなたの心と身体を大いに支えてくれるでしょう。以下は一般的に言われている精油の精神的な作用ですが、実際の香りからあなたが受け取った感覚を最優先して下さい。

リラックスしたい

イランイラン／カモミールローマン／クラリーセージ／ラベンダー

ぐっすり眠りたい

カモミールローマン／クラリセージ／ラベンダー／サンダルウッド／ネロリ
スイートマージョラム

集中力を高めたい

ジンジャー／バジル／ユーカリ／レモン／ローズマリー

元気が欲しい

グレープフルーツ／パイン／ローズウッド／スイートオレンジ／ベルガモット

ロマンチックになりたい

イランイラン／クラリセージ／サンダルウッド／ジンジャー／ネロリ／パチュリ

不安を鎮めたい

サンダルウッド／イランイラン／ゼラニウム／ネロリ／ベルガモット

緊張を鎮めたい

サンダルウッド／オレンジスイート／ネロリ／フランキンセンス／ラベンダー

◆精油が人体に伝わるルート

では、香りを嗅ぐとどのようなルートで神経系に作用していくのかをみてみましょう。

（1）嗅覚の特異性

嗅覚は五感の1つで、原始的な感覚と言われています。動物では視覚などの他の感覚よりも優れており、食べ物を見つけたり敵から身を守るといった、生命維持にも重要な役割を持つ感覚と言えます。

　嗅覚は敏感な感覚ですが、非常に疲れやすく、香りの充満した部屋にいると最初は鼻に付くのにすぐに慣れ、その香りを感じなくなります。また妊娠中や月経時には一時的に敏感になる感覚で、加齢にしたがい感受性が鈍くなる感覚であると言われています。

（2）嗅覚のルート

　まず鼻から芳香成分が入って、鼻の奥にある嗅細胞で受容され、電気的信号を引き起こして嗅神経を伝わり、大脳辺縁系の一部である嗅球に到達します。

　大脳辺縁系は古い脳とも呼ばれており、食欲や性欲などの本能的な活動と、感情・記憶の中枢をも担っている大切な部分です。香りはここに直接的に伝わるため、嗅覚は心理的効果やストレスコント

感覚器	五感	
目	視覚	「物理的な感覚」
耳	聴覚	「物理的な感覚」
皮膚	触覚	「物理的な感覚」
鼻	嗅覚	「化学的な感覚」
舌	味覚	「化学的な感覚」

ロールに有効に作用するのです。

アロマテラピーとスピリチュアルな感覚との関連性は、この脳生理学からも明らかでしょう。最新の大脳生理学の見地から言えば、大脳辺縁系は『古い、けれども人間として非常に大切である感情や記憶を司っている』部分なのではないかと考えられています。

我が国では現在、小学生になったらまず読み・書き・そろばんを教えられ、以来10年以上にも渡り大脳新皮質の左脳部位中心の教育を積まねばならないシステムになっています。その影響もあってか、現代人は左脳ばかりが活性化され、物事を柔軟に捉えることができなくなっている人も多いのではないでしょうか。大脳辺縁系が司る情緒的な部分を開花するためには、右脳がキーになると言われています。右脳のイメージ力や本質を感じ取る力が高まっていくと、大脳辺縁系と関連して両者が活性化していくのです。

植物の香りを嗅いでそのイメージを膨らませていく――まさにスピリチュアルアロマは、この大脳辺縁系と右脳との連携をスムーズにするのに最適なものだと言えます。今までの左脳優位な状態では感じ取れなかったアロマのスピリチュアルな世界が、ほんの少し右脳に意識を切り替えることでスッと開けてくるのは、実は人間であれば当然の脳の仕組みによることなのです。

また、大脳辺縁系を適度に活性化するアロマテラピーにより、感情豊かで情緒の穏やかな気質を後天的に獲得することもできます。精油のスピリチュアリティは、右脳が柔らかで感受性・イメージ力の豊かな人ほど感じやすいと言えます。このことからも、未来を担う子供たちや、その子供たちを育てていく父母の方々にぜひスピリチュアルアロマの世界を楽しんで欲しいと切に願っています。

◉おわりに

精油は素晴らしいものです。精油1滴の中に、一体何が詰まっているのだろうと、落ちてくる雫を覗いてしまいそうになります。精油というものを通して、自然の素晴らしさを垣間見ることができるのです。

精油のことを全て解明しよう、感じようなどということは、人間には到底できないのではないでしょうか。人間も自然の一部にしか過ぎないのですかから。でも、心静かに目を閉じて、少しだけ耳を研ぎ澄まして、鼻に意識を向けて、全身で精油の一部を感じようとすれば、頭では理解できないことを感じ取ることができるのだと確信しています。それはやはり、人も植物も同じ「自然の一部」ーつまり地球を構成している仲間だからだと思うのです。

この本を書くにあたり、人と植物とのコミュニケーションがもっと円滑になればという願いの種子が広く撒ければとても嬉しいと思っております。発刊にあたりましては、BABジャパン出版局の東口社長、石田様をはじめ皆様に多大なるご協力を頂きましたことを厚く御礼申し上げます。また、この本を手に取って下さった全ての方々へ、共感して下さったお心に深く感謝しております。

吉田節子

2008年6月20日

【用語解説】

・エーテル体

最外層の身体である物質体を形作る層であり、オーラや気などと同一視されることもある。

・クリスタルクラスター

水晶の結晶の集まったもので、浄化力・生命力を活性化させる力を持つと言われている。クリスタルクラスターを置いておくだけで、部屋の浄化や周りの石の浄化になり、エネルギーを充電してくれると言われている。

・グラウンディング

グラウンド（地球・大地）に足をつけるという意味で、身体だけでなく心理的にも精神的にもしっかりとした基盤をつくり、行動が現実に根ざしているということを意味する。

・サイキックアタック

ネガティブ（否定的）なエネルギーがオーラ等に傷をつけることを指す。誰かが、嫉妬、ねたみ、怒りなどのネガティブな感情を送ってきた時や自分に合わないエネルギーを感じた時に起こる。

・サードアイ
眉間に存在すると言われているエネルギーの出入口で、第3の眼と呼ばれている。意識と内なる世界を広げるゲート（門）のような役目とエネルギー体の目覚めを左右する主要な器官である。第6チャクラとも呼ばれている。

・スピリチュアルガイド
別名守護霊とも呼ばれる。ソウル（魂）と縁ある人、つながりのある意識体で、自分を守ってくれたり、正しい方向へ導いてくれる存在のこと。

・ダウジング
棒や振り子（ペンデュラム）などの装置の動きによって地下水や鉱脈の貴金属などを、見つける手法で、人間の中に潜む潜在意識のパワーを引き出して物事の判断を行うものである。

・チャネリングツール
チャネリングとは、高次の存在・神・天使などと情報を交信することを指す。チャネラー（チャネリングを行う人）により特定のもの（カード・パワーストーン・精油など）に意識を合わせることによりチャネリングしやすくなるため、これらのアイテムをチャネリングツールと言う。

・ハイヤーセルフ

自分自身の最も高次のエネルギーで、人間の奥深くに内在していると言われている。真実の自己、真我、精神、魂とも表現される。

・フラワーエッセンス

花のエネルギーのみを天然水に転写したもの。自然の力で活性化されたもので花の波動水とも言われている。

・ライトワーカー

この世界に愛（光）を広げる人たちのことを指す。狭義ではスピリチュアルなエネルギーを扱い人を癒していく人のことを言う。

・ライトワーク

ライトとは光のことを指し、人に天からの光のエネルギーを流したり、光から得た情報を伝えることを言う。一般的にエネルギーヒーリングと同じ意味合い。ライトワークを行なう人を、ライトワーカーという。

●著者　吉田節子 プロフィール

薬剤師。専攻は薬用植物学。アロマテラピースクール講師。幼少の頃からハーブ・生薬等の薬用植物に多大な関心を持ち大学卒業後も植物療法を模索し続け、植物を補助医療として役立てる手立てとしてアロマテラピーに出会う。精油やフラワーエッセンスを用いたヒーラー、チャネラー、コーチとしての経験を活かし、現在はビタミンアロマを主宰し、癒しに関するイベント事業の一環として癒しスタジアムを手掛けている。

大阪にてアロマテラピーとヒーリングのショップ・ナチュラルスペース（NaturalSpace）を経営。また母子間の癒しをテーマにした日本バランス育児協会を設立する。

特に環境教育・自然保護をテーマとしたフィールドにて幅広く活動している。

カバーデザイン……田中ミカ（geel-pro）
本文デザイン………中島啓子（サン新宿）
イラスト……………武市りえ

精油からの素晴らしいメッセージを受け取って下さい

スピリチュアル アロマテラピー入門

2008年7月15日　初版第1刷発行
2022年7月20日　初版第9刷発行

著者　吉田節子
発行者　東口敏郎
発行所　株式会社BABジャパン
〒151―0073　東京都渋谷区笹塚1―30―11 中村ビル
Tel 03―3469―0135（代表）　03―3469―0190（編集部）
Fax 03―3469―0162　HP:www.therapylife.jp
郵便振替00140―7―116767
印刷・製本　図書印刷株式会社
ISBN978-4-86220-354-0

BOOK Collection

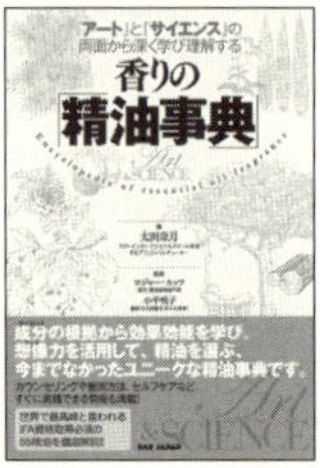

『アート』と『サイエンス』の両面から深く学び理解する

香りの「精油事典」

精油の特性を「アート&サイエンス」の両面から解説します。そして、精油を擬人化したストーリーで紹介し直感的に理解できることで、精油の化学がより理解しやすくなります。さらに、各精油ごとに現場で実践できる「身体的アプローチ」をイラストで掲載しております。世界で最高峰と言われるIFA資格取得必須の55精油を徹底的に解説します。カウンセリングや施術方法、セルフケアなど、すぐに実践できる情報も満載です。

●太田奈月 著　●A5判　●242頁　●本体2,100円+税

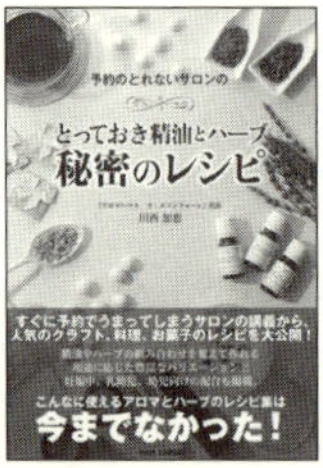

予約のとれないサロンのとっておき

精油とハーブ　秘密のレシピ

「健康·美容·食に役立つ香りの知恵袋」　すぐに予約でうまってしまうサロンの講義から、人気のクラフト、料理、お菓子のレシピを大公開!　こんなに使えるアロマとハーブのレシピ集は今までなかった!　精油やハーブの組み合わせを変えて作れる用途に応じた豊富なバリエーション!!　妊娠中、乳幼児、幼児向けの配合も掲載。

●川西加恵 著　●A5判　●162頁　●本体1,500円+税

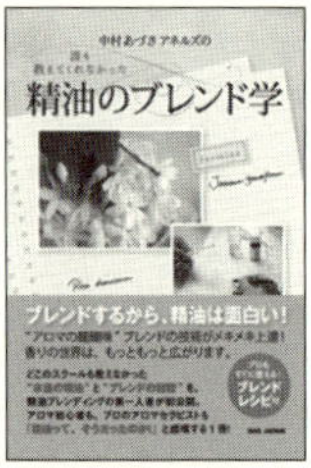

中村あづさアネルズの誰も教えてくれなかった

精油のブレンド学

どこのスクールも教えなかった"本当の精油"と"ブレンドの秘密"を、精油ブレンディングの第一人者が初公開。アロマ初心者も、プロのアロマセラピストも「精油って、そうだったのか!」と感嘆する1冊です。著者が世界中の精油生産地で撮影してきた、"精油の生まれる前=植物"の貴重な写真をカラーで紹介し、精油の本当の姿·形が分かります。"アロマの醍醐味"ブレンドの技術がメキメキ上達し、香りの世界がもっともっと広がります。

●アネルズあづさ 著　●A5判　●212頁　●本体1,600円+税

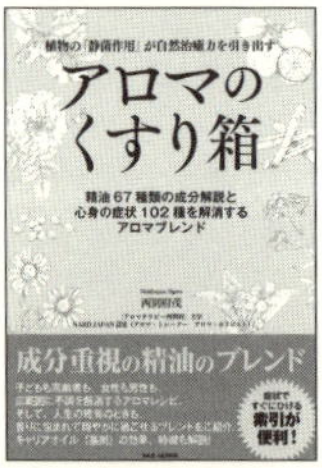

植物の「静菌作用」が自然治癒力を引き出す

アロマのくすり箱

精油67種類の成分解説と心身の症状102種を解消するアロマブレンド。
成分重視の精油のブレンド。症状ですぐにひける索引が便利!
植物は人にとって有用な成分の宝庫。「香り」と「成分」で、心と身体にアプローチ。
ホームケアにも、治療家の補助療法にも。

●西別府茂 著　●A5判　●208頁　●本体1,500円+税

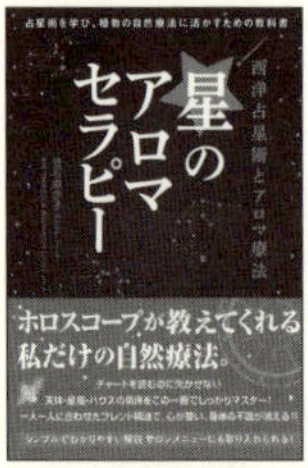

西洋占星術とアロマ療法

星のアロマセラピー

ホロスコープが教えてくれる私だけの自然療法。「ホロスコープの解読は難しい……」そういう方にこそ、本書をおすすめ! からまった糸がほぐれるように、ホロスコープの見方、解読の仕方が理解できます。星の配置が、あなただけの癒やしの香りを教えてくれます。一人一人に合わせたブレンド精油で、心が整い、体の不調が消える!!

●登石麻恭子 著　●A5判　●288頁　●本体2,000円+税

BOOK Collection

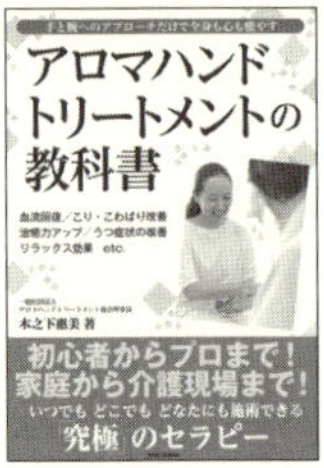

手と腕へのアプローチだけで全身も心も癒やす

アロマハンドトリートメントの教科書

アロマハンドトリートメントは、“手で手を看る療法”です。手で手を看ることで、瞬時に気づきが伴うケアがはじまります。瞬時に起きる気づきが、セラピストとクライアントの間を行き来して互いを共感でつなぐことで、言葉を超えたコミュニケーションが生まれ、単なるマッサージを超えた癒しをもたらします。

●木之下惠美 著　●B5判　●176頁　●本体1,800円+税

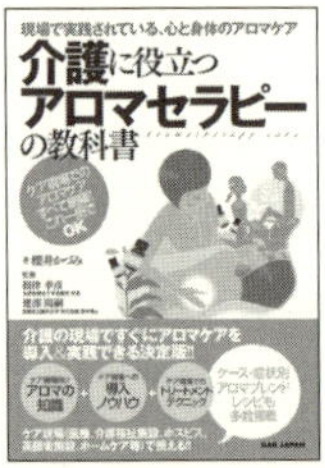

現場で実践されている、　心と身体にアロマケア

介護に役立つアロマセラピーの教科書

護の現場ですぐにアロマケアを導入&実践できる決定版!!　クライアントの好みや症状、ケア現場に合ったアロマの選び方、ブレンド方法を、多様なニーズに合わせて選択できるようになり、ケア現場で使えるアロマの知識が身に付きます。「情報収集→施術→記録→フィードバック」を軸として、現場で必要となる、アロマケアの導入方法と実例を紹介します。

●櫻井かづみ 著　●A5判　●280頁　●本体1,800円+税

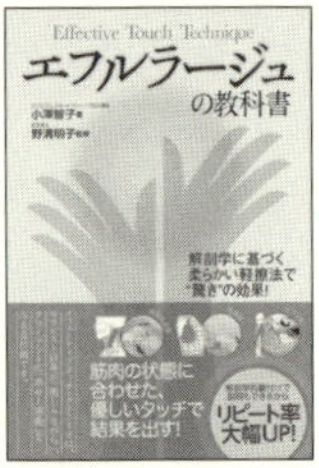

解剖学に基づく柔らかい軽擦法で“驚き”の効果！

エフルラージュの教科書

筋肉の状態に合わせた、優しいタッチで結果を出す！　解剖学的裏付けで説明もできるからリピート率大幅 UP!　エフェクティブタッチ・テクニークは、セラピスト自身が「楽しみながら」、クライアントに「幸せと感動」を与える技術です。オイルマッサージなどの手技療法は、リラクゼーションや癒しだけを提供するものではありません。クライアントの身体に合わせたアプローチによって、たった1回で、驚くほど心身が変わります!

●小澤智子 著／野溝明子 監修　●A5判　●208頁　●本体1,600円+税

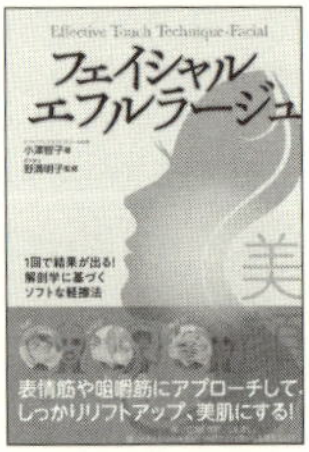

1回で結果が出る! 解剖学に基づくソフトな軽擦法

フェイシャル・エフルラージュ

表情筋や咀嚼筋 (そしゃくきん) にアプローチして、しっかりリフトアップ、美肌にします! “顔の解剖学”の視点でクライアントに説明できるので、信頼感もアップします! 顔の筋肉を理解して施術し、優しいタッチでホルモンや神経など内側からも効果を出します。リピート率をグンと高める技術です!

●小澤智子 著 / 野溝明子 監修　● A5 判　● 200 頁　●本体 1,600 円+税

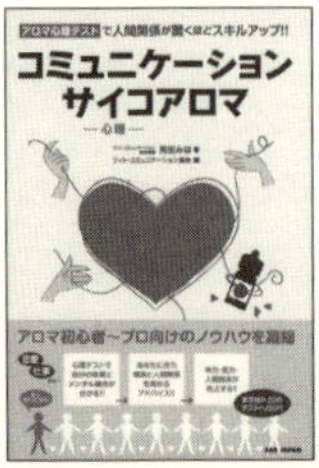

アロマ心理テストで人間関係が驚くほどスキルアップ !!

コミュニケーション・サイコアロマ

悩みにすぐ効く!　アロマの生きた教科書です。心理テストで自分の体質とメンタル傾向を知り、的確なアロマを使うことで体調･気力･人間関係が向上する。さらに恋愛･仕事･人間関係、それぞれに対応するサポート精油を紹介。香りの力でマインドがブラッシュアップ!!　お仕事でアロマを扱う方は、今クライアントが必要としているアドバイスとブレンド精油を正確に提供できるようになります。

●苑田みほ 著　●A5判　●200頁　●本体1,500円+税